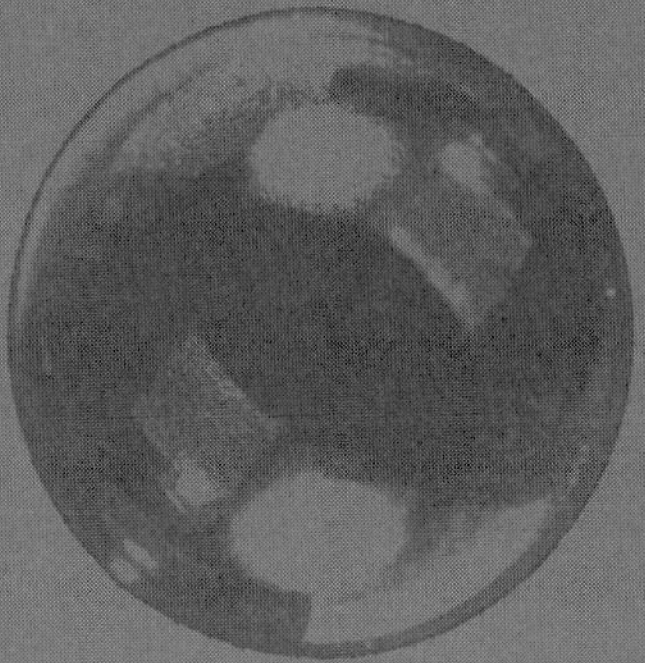

優生思想と健康幻想

薬あればとて、毒をこのむべからず

八木晃介
Yagi Kosuke

批評社

優生思想と健康幻想

薬あればとて、毒をこのむべからず

＊目次

第四章　「当事者」概念をこえて

第五章　「もつこと」と「あること」

――〈いのち〉を考える

第六章 医療的「知足安分」主義と優生思想

装幀——臼井新太郎

序章　原発人災から親鸞を想い、優生批判にいたる

I　愚者と賢者の具縛性

私はいま、親鸞についての研究・勉強をはじめています。まさに出発点にたったばかりで、さまざまな領域の先達たちの親鸞への到達点をいささかでも凌駕しうるような知見にはまだまだときませんが、今後およそ三年間をかけて学習をつみかさね、私なりの意味ある親鸞像を描出していく心組みをたてています。しかし、なぜ、いま、親鸞なのか。

親鸞が生きて苦闘した平安末期から鎌倉期にかけての社会の諸状況、わけてもあいつぐ戦乱と天変地異によってうみだされたおびただしい白骨の群れへの私なりの想念が、あきらかに〈3・11〉後のこの国のありようについての私の現認事項とかさなっていて、いまもし親鸞が在世するならば、その言説はいかなる色調をおびるものになるのか、いまはそのことをかんがえないでは

いられないのです。とはいえ、地震・津波・原発人災が出来した二〇一一年三月十一日以降の諸状況についての私の認識は、ほとんど生産的ではなく、否、むしろ相当に歴史下降的な史観にとらわれているような気がします。ある種のアナーキーなニヒリズムともいえますが、それは末法濁世の現状に照応する思考傾向であるともいえるかもしれません。

「火宅無常の世界は、よろずのこと、みなもって、そらごとたわごと、まことあることなきに云々」(『歎異抄』後序)から連想するのは、やはり原発人災です。私たちは、原発の危険をおもいながら、ながらくその危険がわが身の前で劇的に現出するという想像力をもつことがなく、いわゆる原発文化のなかで身過ぎ世過ぎのその日暮らしをつづけてきました。私たちは、まことにあらゆる煩悩を骨の髄までまとわりつけた凡夫そのものであるといわざるをえず、世界は燃えさかる家のように瞬時にして転変するのであるから、すべてはむなしくいつわりであって、真実といえるものは何ひとつない……、親鸞の言説が身につきささってきます。

「日本人のアイデンティティは我欲。この津波をうまく利用して我欲をいっかい洗い落とす必要がある。やっぱり天罰だと思う」とは、今回の東北関東大震災の三日後の記者会見で石原慎太郎東京都知事がはっした言葉です。日本人のアイデンティティが我欲だとするとらえ方はかならずしもまちがっていません、否、正鵠をいているといってもよろしい(むろん、我欲が日本人だけに特有のアイデンティティだとはいえませんが)。我欲とは仏教的には我執と同義であり、それは要するに、縁起して存在している「わたし」には永久不変の実体などどこにもないのに(社会学的には「自己は社会関係の函数」でしかないのに)、変化しない自我があるようにおもって、自分と自分にぞくするものに執着するという、そのことを意味します。「我見」という事態もおなじです。個人の主体としての自我が存在する、というあやまった認識のことですし、それはまた、「わたし」が不滅の実体であるというまちがった見解とも連動します。我欲・我執・我見はそうじて、人間の心身をわずらわせなやませる「煩悩」とイコールもしくはその根源であるともいえます。

私たちが自然と敵対し自然を征服し、あまつさえ原発などという統制不能の科学技術を駆使してなおも内省することがなかったのはまさに我欲・我執のなせるわざであって、このようなコンテクストのなかに石原発言をおいてみればその見解自体はさほどおかしくもない。

「この津波をうまく利用して我欲をいっかい洗い落とす必要がある」という表現はどうか。津波が二万人余の死者・行方不明者をうみだした事実を直視すると、「この津波をうまく利用して」という表現にはやはりひっかかりますし、認容もできませんが、地震・津波・原発人災という未曾有の悲惨を重要な反省材料にしながら、原発に安住するといった我欲・我執を「洗い落とす」必要が私たちにあることも確かです。

しかし、以上のような石原発言にたいする私の解釈は、実は石原慎太郎本人の思想とは合致しません。石原は東北関東大震災発生二週間後の三月二十五日、福島県災害対策本部を訪れ、佐藤福島県知事と会談したあと、報道陣に「私は原発推進論者です、今でも。日本のような資源のない国で原発を欠かしてしまったら経済は立っていかないと思う」とのべたとつたえられています。

また、いささか旧聞にぞくしますが、『毎日新聞』（二〇〇一年五月二十九日付）は、「東京都の石原慎太郎知事は、28日、新潟県刈羽村の住民投票でプルサーマル計画への反対が過半数となったことについて、『一部の反体制の人たちがたきつけて日本をぶっこわしちゃおうということだろう』と批判した」と報道しました。さらに、その前年二〇〇〇年四月二十六日、石原は東京国際フォーラムで開かれた日本原子力産業会議の年次大会で、「完ぺきな管理が行われれば、東京湾に原子力発電所を造ってもいい」とも発言したそうです（『読売新聞』四月二十七日付）。

骨がらみの原発推進論者・石原慎太郎、それが彼の正体であることは明白です。であれば、「日本人のアイデンティティは我欲。この津波をうまく利用して我欲をいっかい洗い落とす必要がある」という表現によって、石原は真実何をいいたかったのか、それを深読みする必要があります。この文脈を原発推進論者・石原の思考方向にたってとらえかえすと、我欲・我執は原発反対論・原発反対論者や、原発人災で苦悩の呻吟を余儀なくされている被害者住民の側に帰属するものだということになるのかもしれません。「一部の反体制の人たちがたきつけて日本をぶっこわしちゃおうということだろう」という石原は、倒錯的に被害者意識（いうなれば、強者のルサンチマン）をもってしまっているのかもしれません。以上のようにかんがえないと、「やっぱり天罰だと思う」という台詞とのつながりがみえてこないのです。天は誰を罰したのか。無反省に原発文化を享受してきたもの総体を罰したのではなく、原発反対論（者）や、被害をうけて政府や東電を批判する住民を罰した、というのが石原のいいたかった真意ということになります。つまりは、「津波を利用」して、原発反対という我欲・我執を洗い落とせ、と石原は主張したのではないかとおもわれるのです。それゆえに石原発言は、我欲・我執なる仏教概念を、完全に転倒させた衒学的ペテンというほかありません。

ところで、親鸞は幸運にも阿弥の本願にであい、先の「火宅無常の世界は、よろずのこと、みなもって、そらごとたわごと、まことあることなきに」という文言につづけて「ただ念仏のみぞまことにておわします」といいきれましたが、私たちに「念仏」にかわるオルタナティヴで魅力的な唯一の準拠価値というものがあるのかどうか。そこまでいわなくとも、一定の救済を示唆してくれそうなものを想定できるのかどうか、いやそれ以前にそうした救済をもとめる気持ちがあるのかどうか。原発事故発生後一ヶ月ほどの頃に実施された新聞各紙の世論調査によると、反原発・脱原発をもとめる回答は半数にもおよばないという惨状をていしていました。「懲りない面々」、それが私たちの「民度」の内実をつくりあげている現実。真宗大谷派の玉光順正師（元真宗大谷派教学研究所長）は、「凡夫を〈わかっちゃいるけどやめられない〉と訳したら良い」と、実に適格な解説をされています（講演録『浄土を明らかにする』解放研修会事務局、私家版、一三五頁）。

原発についての知識にかんしていえば、御用学者をふくむ原子力工学の研究者および原発推進の政財界の成員と、私たち素人との間にほとんど差はありません。素人に原発の構造がわかるわけもありませんが、実をいえば玄人も何もわかってはいない。ひとたび原発が災害をおこした時に、それを終息にもっていく程度のノウハウもなく、その無能はデュカスの『魔法使いの弟子』以下です。原発利権にむらがる各種ハイエナの一群として、みずからの餌場である原発の温存維持をもとめて、ただただ「安全神話」をくりかえすのみの醜態をえんじつづけました。大多数の私たち素人も、玄人の御用学者たちも、それぞれの立場と責任性こそちがえ、〈わかっちゃいるけどやめられない〉点において、どうにもならぬ凡夫の共犯関係にあったといわねばなりますまい。

しかし、素人の凡夫性と玄人のそれとを等価において、玄人の犯罪性の相対化をゆるすような愚行をおかしてはならない。玄人は何もわからぬことをさも定説のごとく解説して恬として恥じることもない。原発事故でのかれらの犯罪性は、たとえば放射線基準の恣意的な変更などにもみてとれます。そもそも存在するはずのない放射線量の安全基準があること自体が問題ですが、御用学者たちは政府・東電の意向をうけて、いとも軽々とその基準をひきあげることに同意しました。今回の事例でいえば、原発労働者の場合、原子炉等規制法などで五年間一〇〇ミリシーベルト（一年間では五〇ミリシーベルト）以下となっている基準を一年間二五〇ミリシーベルトに引き上げることにしたり、学校園所の子どもに、通常は原発労働者でも被曝しないほどに膨大な年間二〇ミリシーベルトを基準として適用することにしました。この基準変更に抗議して内閣府参与を辞任した東大教授は政府と御用学者の判断を「場当たり的」と批判したと伝えられましたが、しかし、この変更は単に「場当たり的・ご都合主義的」であるのみならず、まさに国家の殺意を露骨におしだした非常に残忍な人体実験への歩みだしであるとさえいえるほどのものです。

政財界とそれに癒着する御用学者が人々の健康を第一義的に重視しているとはとてもいえないのが現状です。別の事例でいえば、コレステロールや血圧の基準値などというものもおもに製薬業界と医療界の癒着のなかできめられた恣意的なものです。コレステロールについての問題性をあばいたのが日本脂質栄養学会でした。現在の診断基準は日本動脈硬化学会が二〇〇七年にきめ、LDLコレステロール（いわゆる悪玉）が一四〇（一デシリットルあたり一四〇ミリグラム）以上を脂質代謝異常（高脂血症）としました。大部分の医療現場はこの基準にしたがって大量のコレステロール降下剤を処方しています。

これにたいし日本脂質栄養学会は二〇一〇年九月、『長寿のためのコレステロールガイドライン』をまとめ、「総コレステロール値あるいはLDLコレステロール値が高いと、日本では総死亡率が低い」と結論しました。たとえば、大櫛陽一・東海大医学部教授らが解析した神奈川県伊勢原市の「老人基本健診」受診者約二万二千人の追跡調査（一九九五年～二〇〇六年）では、男性はLDL一四〇～一五九の群で総死亡率が最も低く、女性では一八〇以上の群で最も低かったということです。

コレステロールや高血圧の基準値（正常値）が少々ひきさげられると、患者数は大幅に増加し、投薬量も激増して、製薬業界はおおいにうるおいます。製薬業界はその見返りとして、多額の寄付金を大学などの研究者に提供するという仕組み。『読売新聞』（二〇〇八年三月三十一日付）によると、二〇〇四年発表の「高血圧治療ガイドライン」には、九人の委員全員に二〇〇二～四年に計約八億二千万円、二〇〇七年の「動脈硬化性疾患予防ガイドライン」にも、四人の委員いずれにも三年間で計約六億円の寄付が、治療薬メーカーからおこなわれたということです。

政財界と御用学者との癒着・利権構造は、あの水俣病事件以降、まったく変化しないまま現在にいたっているのです。政財界・御用学者は「賢人」として玄人の自己をアイデンティファイし、素人の市井の人々を「愚者」としてラベリングして、まったくうたがうところがありません。私はここで親鸞の『愚禿鈔』の書き出しをおもいだします。

「賢者の信を聞きて、愚禿《ぐとく》が心を顕す。賢者の信は、内は賢にして外は愚なり。愚禿が心は、内は愚にして外は賢なり」。

ここでの「賢者」とは、親鸞にとっての「よきひと」＝師・法然をさしています。法然の信心は内には非常に深遠で鋭敏なものがあって、その意味では文字どおりの「賢者」であるにもかかわらず、外にむけては「愚痴の法然」とか「十悪の法然」などと公言しておられるその姿にはまことに尊仰されるべきものがあるのに、しかし、そこから照らしだされる自分（親鸞）の姿たるやまさに正反対である、すなわち、愚禿釈親鸞の心は内面的にはきわめて浅薄な心（愚）しか保持していないのに外面的にはいかにも深遠・鋭敏な心（賢）を所有しているかのごとくによそおっている……。ここにあるのは師・法然をあおいでの親鸞による真剣な懺悔、告白、自己批判です。

外に賢善精進の姿を誇示しながら内に虚仮不実をかかえる本質的な偽善を、親鸞はわが身にひきよせて内省しているわけです。その内省はむろん自己批判そのものであって、あの『正像末和讃』のなかの有名な「愚禿悲歎述懐」の第一首につながるものです。「浄土真宗に帰すれども　真実の心はありがたし　虚仮不実のわが身にて　清浄の心もさらになし」とは、自分はすでに弥陀の手中にありながら、その真実に背をむけようとしている、そのわが身の愚かさ・罪深さをかみしめるという、そのようなタイプの自己批判として成立しています。すなわち、弥陀の本願に照らされて、自己批判の眼をひらくということであります。

おなじ「愚禿悲歎述懐」の第五首には、「小慈小悲もなき身にて　有情利益はおもうまじ　如来の願船いまさずば　苦海をいかでかわたるべき」とあって、弥陀の本願にであってはじめて、苦海を苦海としらされるとのべています。光があって闇の自覚がしょうじるのであって、闇の自覚の前提というか背景には光があるということだとおもわれます。

弥陀の本願にたすけられて苦海をわたるための媒介要因が浄土真宗では「念仏」ということになるわけですが、政財界に癒着する御用学者が、そして原発文化にひたりきる無自覚な日常性をくりかえしてきた私たち市井のものが、自己批判の眼をひらくに必要な「弥陀の本願」に匹敵するような契機、そしてそのような契機への媒介項ともいうべき「念仏」行動をもつことができるかどうか。

Ⅱ　「死の物象化」と「苦・楽」の位置づけ

「生老病死」という人間の本質的な煩悩にてらしてかんがえた場合、「救済」の位相はどのようなイメージをむすぶのでしょうか。「救い」がしばしば「安楽」なる言葉によっておきかえられることは、「安楽死」なる用語の存在によってもしめされます。しかしながら、「安楽死」が実質的には積極的安楽死（やすらかな死をむかえさせるための積極的殺害）と同義であることに躊躇した知恵者たちは、「安楽死」が嘱託殺人や自殺幇助ではないことを強調するために「尊厳死」なる新用語を開発して常用するにいたりました。だが、死はすべからく尊厳にみちたプロセスであって、それはいかなる形態の死であってもかわりはありません。あえて「尊厳死」なる命名が存在することそれ自体に、私などは一種の言語的作為をかんじとらないではいられません。死をそのような定義のもとに理解する姿勢そのものが私の許容範囲をこえているのです。

やはり私は、「救い＝安楽」なるものを、「人為的な死」にむすびつけない方向で解釈すべきだとかんがえます。つまり、「救い＝安楽」は積極的に死を選択することでもなければ、病気をなおして死なくすることでもありません。生あるものは必然的に死ぬという厳粛で不可避的な事実をすえとおった眼差しでとらえる時、思想として重要になることがらは、「生老病死」という四苦をどのようにうけとめていくか、その姿勢の自覚にあるとおもうのです。つまり、「苦」なるものの受けとめ方の問題として議論は焦点化されるべきなのです。

私はこれまで「安楽死・尊厳死」の法制化策動に反対し、また、脳死・臓器移植にも疑問を提出し、ことに脳死をもって人の死とする定義には全面的に反対してきました。その方法は、本書の各章において詳論を展開しているように、なによりも医療そのものの問題として、そして医療行政、医療経済等々の問題として批判する方向を選択してきました。たとえば、少年を臓器のドナーにした脳死判定と臓器提供について私は基本的に次のような批判的な視点にたつものです。

日本臓器移植ネットワークは二〇一一年四月十二日、関東甲信越地方の病院に入院中の十歳から十五歳未満の少年が、改定臓器移植法に基づいて脳死と判定され、臓器提供の手続きに入ったと発表しました。その後、いくつかの臓器が何人かのレシピエントに植えつけられました。二〇一〇年七月に施行された改悪脳死・臓器移植法で可能になった十五歳未満の子どもからの摘出・移植はこれがはじめてでした。

部分的な報道内容からも推定できるように、交通事故で脳死状態になっていたとされるこの少年は生前に「臓器提供の承諾」をしてはおらず、両親が息子の臓器の提供を承諾したということになっています。しかし、私の考えでは、たとえ親であっても子ども本人の意思を代行することなどできないし、否、むしろ代行してはならないのです。「この子の体が誰かの中に生きているともいたい」というステレオタイプは両親の存念であって、少年本人のそれではありません。また、改悪法では、「虐待を受けた疑いのある十八歳未満の子供は臓器提供の対象にならない」としているけれども、密室空間でなされる虐待の有無など、少数の希有な事例をのぞいて他人が認知することなどできるわけがありません。この点だけでも、「本人に承諾なしの臓器提供」を両親など家族の了承だけで可能にする改悪法を今後もみとめてはならないのです。

移植ネットはあいかわらずドナーおよびその家族のプライバシー保護を楯にして、事態の詳細をまったくあきらかにしません。まず脳死判定がいかなる手続きで実施されたのか、脳死判定の根拠がどう説明されたか、少年の臓器提供を医師たちは両親などにどのようにもちかけたのか、移植ネットはすべて公表していない。それどころか、移植ネットは記者会見の時、記者の質問にたいして、脳死判定医や主治医の所属診療科、病院倫理委員会の委員構成や審議内容まで秘密にしました。実際、透明性のカケラもない。おそらくは脳死を判定し移植にもっていくまでの全過程をあきらかにできない諸事情があったものと推測せざるをえないのです。

一般に子どもの脳は発達途上にあるので回復可能性も低くはないとされており、ゆえに脳死判定はおとなの場合以上にむずかしいとされています。つまり、脳死判定をいそぐよりも、脳低温療法をふくむ各種の取り組みによる蘇生への努力をいそぐことが決定的に重要であるはずです。さらにそれ以前の問題として、私たちは脳死を「ひとの死」とみとめてはなりません。脳死を「ひとの死」とするために、「脳幹を含む全脳が不可逆的機能停止に至れば、身体の有機的統合性は失われ、多くの場合、数日内に心停止する。よって脳死は人の死である」という決めつけを前提にしていました。だが、そうした決めつけは前提部分において崩壊しているのです。

それというのも、現実に「長期脳死患者」とよばれる人たちがかなりの数にたっしている事実があるからですし、また日本大学板橋病院で開発され、その後いくつもの病院によって実施されている脳低温療法によって、脳死または前脳死と診断された人々が相当数蘇生してきたという非常にかがやかしい事実もあるからです。つまり、「長期脳死患者」や脳死状態からの寛解・治癒者の存在は、「脳の機能停止」が必ずしも「身体の有機的統合性の消失」を意味するものではないことを証明しているのです。また、日弁連の方法にならって私もかつて脳の機能停止が身体の有機的統合性の喪失と直結することを証明する論文を探索渉猟したことがありますが、管見のかぎりでは、そのような論文はみつかりませんでした。もし存在するなら、ぜひともご教示ねがいたいものです。

ここでは上記のような接近法から一旦はなれて、少々方向をかえながら、生と死を思想の課題としてとらえかえしてみたいとおもいます。

きわめて素朴な疑問ですが、あらゆる生き物のなかで人間だけが墓所をもつのは何故なのか。なるほどペットの墓はありますが、それはあくまでも人間の手になるものであり、仲間の動物によって設置されたものではありません。人間だけが墓をつくり、そこに死者をほうむるのです。それは人間の文化にあっては、死体と死者とが厳然と区別されていることを意味します。死体はやがて腐敗して消滅していくモノであるが、死者は墓という死者の居住場所でほとんど永遠にいきつづける、そのような共同幻想が大部分の民族に文化として共有されていること、これは間違いありません。逆にいえば、死者とともにいきるのが人間の証でもあるということになりましょう。社会哲学者の故・今村仁司さんは「人間だけが墓場をもつし、他界の観念と死者の観念をもつ。そういうものに対応する仏教というのは非常に学問的な思想」だと発言しており（「座談会〈日本的〉仏教の現場から」『無限洞』第四号、二〇〇六年五月、四二頁）、私もまたこの発言を妥当な言説としてうけとめています。

生命倫理学者の小松美彦さんの『死は共鳴する』（勁草書房、一九九六年）も類似の考え方を提出しています。ここでの「共鳴する死」とは、「人々がひとつの死をともに生きる道行き」、「死が死にゆく者に閉じこめられずに周囲の人々と分かち合われている、そのような死」（二一〇頁）をさしています。小松さんは、「死亡」が「個人に内属」するのにたいして、「死」は、死にゆく者と、それを看取る者とのあいだで共有されるものであるとかんがえているわけです（二一九頁）。

「死者」を「死体」とみなすことは、とりもなおさず「死者」を「モノ」化し「モノ」視することです。私たちは「死者」をわすれることができませんが、「死体」の忘却はかなり早急になされるものです。つまり、「死者」とは共生できる私たちも「モノ」化した「死体」とは共生できないし、「モノ」から共鳴音をきくこともできません。問題は、「死の物象化」という事態の出現です。周知のようにマルクスは、労働の社会的性格が商品の交換価値としてあらわれ、労働と労働との関係が商品と商品の関係としてたちあらわれる構造を物象化とよびました（『資本論』第一巻、国民文庫版、一三六頁）。かみくだけば、物象化とは、本来的には人間と人間の関係であるものがモノとモノとの関係としてたちあらわれる事態をさすわけです。

「死の物象化」を前提しないかぎり、脳死・臓器移植も安楽死・尊厳死も実施できるわけがありません。それらの推進論者たちは「死者」をあくまでも「死体」としてモノ化・モノ視するから、そのような行為を医療行為として定義することができるのでありましょう。くりかえしますが、安楽死・尊厳死議論においても、脳死・臓器移植議論においても、その積極的推進論者は、死者と死体とを同一視し、死亡と死とを同一視するなかで、死そのものを死にゆく個人に閉塞させることをつうじて、その個人に「死の自己決定権」を賦与するという形式をとることが非常におおいとおもいます。しかも、その「自己決定」たるや、インフォームド・コンセントなどという人口に膾炙《かいしゃ》された便利な用語によって、本質的には「死の義務」でしかないものを「死の権利」と錯誤させる、すなわち「させられる自己決定」という、そのような陰湿さをおびたものでしかないのです。医療費への遠慮（経済的強制）や家族への気兼ね（経済外的強制）などが自己決定の内実を決定することも実際しばしばありうることです。

「死の物象化」の観念のベースには、たぶん、「いのち」の所有（者）という観念が同時に伏在しているようにおもわれます。しかし、私たちはそれぞれ「自分のいのち」をもつこと（所有すること）などできるのでしょうか。「いのち」を所有することは「いのち」を「モノ」に還元することであり、「モノ」は売買され交換され消費されるところにその本質があります。しかし、私がおもうに、人間が生きて死んでゆくプロセスは「いのち」があってそれがうしなわれていく全過程なのであって、そこでは「いのち」の有る無し、すなわち「所有」ではなく「存在」がとわれるだけなのです。「いのち」の流動する全過程、それが「いのち」の「存在」であって、「死」は「生」と地続きなのです。私たちは自分の「いのち」を生きるのであって、自分の「いのち」を所有するのではありません。親鸞の真宗の立場でいえば、わたしの「いのち」ではあってもわたしだけの「いのち」ではなく、すべてが阿弥陀如来の本願のなかでいかされている「いのち」であるということの自覚ということになりましょうか。

ところで、親鸞の『消息集』第十四通は「自然法爾」章としてよくとりあげられる法語です。このような書き出しになっています。

自然（じねん）といふは、「自」はおづからといふ、行者のはからひにあらず。「然」といふは、しからしむといふことばなり。しからしむといふは、行者のはからひにあらず、如来のちかひにてあるがゆえに法爾といふ。「法爾」といふは、この如来の御ちかひなるがゆえに、しからしむるを「法爾」といふなり――。

弥陀の本願、仏の願力によってもとよりそうなるようにさだまっている法則というものがあるという点を強調していると私はよみとります。この文言を人間の生死の文脈におきかえると、生と死、すなわち「いのち」というものは自己のはからい（我執）にとらわれてはならぬのであって、弥陀の願いにまかせて自然にまかせるべきではないか、というような雰囲気といえばいえます。そのような雰囲気からすれば、親鸞は当然のことに、「生を断絶するものとしての死」という捉え方はしなかったように私にはみえるのです。生がつねに死を意識しているのと同様に、生はいつも死によってながめられているのではないか。この点について吉本隆明さんは、「生から死の方へ生きつづけることを〈往相〉、生きつづけながら死からの眺望を獲得することを〈還相〉と読みかえることができる」としるしています（『増補・最後の親鸞』春秋社、一五九頁）。

親鸞にとっては「安楽死」も「尊厳死」もまったく問題にならなかったとおもいます。「善信が身には、臨終の善悪をばもうさず」とは親鸞の消息集『末燈鈔』（第六通）にみえる言葉です。善信（親鸞）がどのような死に方をするかはわからないし、それは善い死相か悪い死相かもわからないのが真実なのであって、自分（親鸞）がどんなに悪い死相になったとしても、そのようなことは問題にしないという一種の宣言です。安楽で尊厳のある死に方であってもなくても、臨終の善悪の相は全然関係なく、信心決定のひとは正定聚（弥陀の救済をしって、かならず浄土にうまれさせていただくとの信心がさだまった人びとのこと）に住しうるということを、親鸞は最晩年の八十八歳になった時にもまったくゆるぎない確信として吐露していたのです。

悪死相も善死相も関係なく、弥陀の本願をしんじ帰依しているかどうかということだけが問題だとする親鸞の考え方を支持するか否か、そこが分かれ目になります。むろん、私自身も生身の人間であってみれば、苦痛にまみれて七転八倒するよりは、安楽な死相をもとめたい気持ちがつよいのですが、「安楽死・尊厳死法制化」の策動はそうした個人的な死相への願いとはまったく別次元のことがらであって、安楽な死を法律的に強制し、それが実行されても違法性が阻却されるべきだという主張点にたっているのです。問題は、安楽な死か苦悩にまみれた死か、という次元においてとらえられるべきではなく、いかにすれば「生きてよし、死んでよし」の大安心に到達できるかの次元でかんがえられるべきことがらだとおもわれます。

親鸞はその主著『教行信証』（行巻）のなかで、『楽邦文類』という書物から、「一たび人身を失ひつれば万劫にも復せず。この時悟らずは、仏もし衆生をいかがしたまわん。願はくは、深く無常を念じて、いたづらに後悔を残すことなかれ」という文章を引用しています。ひとたび人としての命をうしなえば、どのようにながい時間をかけてももとにはもどらない、今この時に目覚めなければ、仏といえども衆生をすくえないから、どうか深く無常をおもって、いたずらに悔いをのこすようなことはしないでほしい、というのがおおよその意味です。引用文ではあるが、たぶん親鸞の真意でもあるとおもいます。生死無常という弁証法の真理を理解すべきだという親鸞の声を私などはききとる思いがします。

死について、個人的な、あるいは集団的な、ないしは法律的な「はからい」でとらえようとする死生観は親鸞のものではありません。生死はいずれにしても不如意なものであるにきまっており、そこであれこれの思惑をはたらかせることに実際上の意義があるとはおもえません。親鸞は、おどろくべきことに、「臨終まつことなし、来迎たのむことなし」（『末燈鈔』第一通）と宣言し、浄土教伝統の臨終来迎をも転倒させました。そうして最終的には「難思議往生を遂げんと欲す」（『教行信証』化身土巻）という死生観に到達したのです。難思議とは衆生の思議をこえた一種の超越性のことでしょうが、つまりは死も弥陀のはからいにまかせる以外にないということだとおもいます。

生と死の人為的管理、それが諸悪の根源であるともいえましょう。人間なら誰しもなるべく死にたくないし、死ぬことはさけられなくとも可及的に苦痛はまぬがれたいとねがうのは当然です。

親鸞でさえも「死なんずるやらんとこころぼそくおぼゆる」とか「なごりおしくおもへども、娑婆の縁尽きて、ちからなくしてをはるときに」などと生への未練たらたらの告白をしています（『歎異抄』九条）。しかし、それは「煩悩の所為なり」ととらえ、そのような煩悩具足の愚禿釈親鸞であっても往生についてはいささかの疑いももたない、そこに親鸞の真骨頂があるのだと私などはとらえています。生と死の人為的管理をほどこす側もほどこされる側も、どちらも煩悩具足の凡夫ではあるが、真宗でいうところの「自力」で生死の問題をはからうことだけはさけねばならぬこと、このことは安楽死・尊厳死法制化策動や脳死・臓器移植の動向をみる時に、ふかく考察されねばならぬ問題だと私はかんじとっています。

Ⅲ 「贈る者」と「贈られる者」との非対称性

いま、もし親鸞がいきておれば、臓器提供の推進者になったのではないかという議論が現在も真宗教団の内外にあるという話をきいて、いささかおどろきました。その話の根拠になっているのは、たぶん親鸞の曾孫・覚如が真宗教団内に横行した邪義を批判して著述した『改邪抄』十六条だと思われます。そこで覚如は親鸞の言葉「某　親鸞　閉眼せば、賀茂河にいれて魚にあたうべし」を引用しています。つまり、私が死んだらその亡骸を賀茂河にすてて魚にあたえよ、と。この文言を「布施としての臓器提供をすすめる」言説としてとらえたものとおもわれます。

しかし、実をいえば、親鸞は上記文言の後に、「これすなわち、この肉身を軽んじて仏法の信心を本とすべきよしをあらわしましますゆえなり。これをもって思うにいよいよ喪葬を一大事とすべきにあらず。最も停止すべし」とのべたと覚如はきっちりとしるしているのです。要するに、親鸞は布施の精神で自らの亡骸を賀茂河の魚にやるといったのではなく、死んだ後に葬式で亡骸を神格化してあがめることなく、信心を第一とし、仏法にめざめていくことが大事だと強調しているわけです。都合のよいところだけを引用して、臓器移植を正当化するなど、親鸞への背信もはなはだしい。むろん、「喪葬を最も停止すべし」というのは、なるほど葬式仏教と化した現代仏教にとってはまことに不都合な言説であるといえばいえます。

ところで、私もそうですが、世の大部分の人は「死ぬこと」をおそれています。吉本隆明さんは「人間はいつでも、個人としては〈他者の死〉というものしか見られない。つまり自己体験には根ざしていない。（略）つまり、ぜったいに到達しえないもの、考えきれないものとしてしか残らないから、それは恐れとしてしか出てこない」とのべています（前掲書、「最後の親鸞ノート」、五八頁）。死の恐怖は、自己体験にねざさない死であるがゆえの、したがって死後の自分を想定できないがゆえのこわさであると私もおもいます。それとともに、否、それ以上に「死ぬこと」それ自体もこわいのです。脳死・臓器移植は、その意味で「死の恐怖」の埋め合わせ行為ともいえましょう。つまり、脳死者をすでに「死の恐怖」から解放された死体と認識し、いままさに「死の恐怖」におびえているレシピエントの苦悩を消去する術式、それが脳死・臓器移植であるといっていえなくはない。臓器提供は社会学的には「贈与」に相当する行為であって、ドナーとレシピエントとの間に「贈る者」と「贈られる者」との非対称性をうみだします。しかし、「贈る者」は現世的存在ではないとされるので、現世的存在である「贈られる者」はその非対称性に原因するある種の負担感や罪責感などからまぬがれることができます。ドナーという概念は、布施（ダーナ）という言葉の西洋世界での転訛ですが、本来的にダーナは「贈る者」「贈られる者」の両者が清浄なものであることを前提にした言葉です。しかし、他者の死をまちのぞむレシピエントの心と清浄との間には深淵がありそうですし、また、移植臓器にたいするレシピエント側での移植免疫反応（拒絶反応）は、根本的に移植医療のダーナ性を否定する現象だとおもわれます。

『歎異抄』（第四条）に「慈悲に聖道・浄土のかわりめあり。聖道の慈悲というは、ものをあわれみ、かなしみ、はぐくむなり。しかれども、おもうがごとくたすけとぐること、きわめてありがたし」とあります。なぜ親鸞が、聖道の慈悲は「おもうがごとくたすけとぐること、きわめてありがたし」とのべたのか、そこを私はかんがえる必要があるとおもいます。おもうに、それはおそらく「贈られる者」の側に問題があるのではないか。すなわち、ひたすら他者の死（脳死をふくむ）をまちのぞむ「贈られる側」が、自力では存在しえない「いのち」というものをどのような目でみているか、あえていえば親鸞はそこを問題にしているのではないかという気がします。

安楽死・尊厳死法制化論者も「死ぬこと」それ自体に付着する苦痛を恐怖しているはずです。であれば、もし苦痛が除去されるならば、死はこわくないのでしょうか。いまは緩和医療がかなり発達して、疼痛などの苦痛は相当程度まで克服できる目処がたっているのですが、仮に本当に疼痛などの苦痛が完璧に除去されれば、死はまったく恐怖しなくてもすむことになるのでしょうか。逆にいえば、脳死・臓器移植や安楽死・尊厳死の推進論者は、もし人間に「苦痛の恐怖」がなくなれば、すべての人間は安穏でハッピーにすごせるとかんがえているのでしょうか。

周知のように仏教における煩悩の原器は四苦八苦ですが、その中でもっとも切実なのが「愛別離苦」です。父母・妻子・兄弟姉妹・愛人・友人との死別をなげかず、かなしまない人はまずいないはずです。それは死にゆくものも、死にゆくものをおくるものも同様であるはずです。この苦しみはすべての凡夫に普遍的にわかちもたれるものでしょう。それは当然のことであって、親鸞の曾孫・覚如は『口伝鈔』において、「おろかにつたなげにして、なげきかなしまんこと、他力往生の機に相応たるべし」と、死に対面して愚かしく悲嘆の涙にくれることが他力往生の器にあいふさわしいとのべています。そして、死に対面している人への慰め方として、悲しみを重ねるような方法は無意味であり、「酒はこれ、忘憂の名あり。これをすすめて、わらうほどになぐさめて、さるべし。さてこそとぶらいたるにてあれ」と親鸞はのべたとつたえています。覚如は親鸞の孫・如信から直接面授口伝をうけた親鸞の言葉として『口伝鈔』をかいていますが、どこまで本当かはわかりません。しかし、死者を前に悲嘆にくれている人々に「忘憂」の別名のある酒など飲ませて大笑いさせるようであった親鸞の姿はいかにも親鸞らしい感じがします。

苦痛や苦悩があっても人間は往生できる、否、それが普通の姿なのだとおもいます。肉体的生理的な苦痛は緩和医療によって、また、医療費への心配や家族への気兼ね・遠慮なども、医療行政や家族調整、さらには介護・看護の社会化によって、それぞれなんとかある程度までは抑制できる可能性があります。いまは、その方向において、「死の恐怖」を削減する努力が第一義的に重要であって、安易に「安楽死・尊厳死」にはしるのは、それらの社会的な矛盾を放置することになり、さらにはそれらに免罪符をあたえることにもなりかねません。

安楽死・尊厳死は「いたずらな延命」を中止ないし非開始することによって、「生の苦痛」を消去する儀式を意味します。その場合の対象は一般に「不治かつ末期」状態とされますが、おおくの場合、「不治」ではあっても「末期」ではないものまでが対象に設定されます。ありていにいえば、医療費などで社会に迷惑をかける「弱者」が安楽死・尊厳死の主要な対象とされるのです。また、脳死・臓器移植の本質は「生かすいのち」と「死なせるいのち」とに「いのち」を分断することです。見てのとおり、安楽死・尊厳死にも脳死・臓器移植にも共通するのは、通奏低音のようにながれる優生思想であること、本書では全体をとおしてこの優生思想との対決を主張しているつもりです。

しかし、実をいうと、この優生思想は私たちの皮膚の襞をとおして浸透してくる魔力性のようなものをもっています。アドルフ・ヒットラーの強権的な優生実践の怪奇性・反人民性については誰もがおおくの場合に意識的になりうるでしょうが、安楽死・尊厳死や脳死・臓器移植のレベルではなかなかに気づきにくく、さらに日常的な装いをもった優生思想には全然気づくことなく、むしろ能動的に同調していくことさえありえます。「笑顔の優生思想」とか「正義の優生思想」ともいうべき位相も現実にはありうるので、それらすべてとの対峙はなかなかに困難です。

話を冒頭の原発事故にもどします。放射性物質からの放射能の恐ろしさはいくら強調しても、強調しすぎるということはありません。高濃度放射能をあびたら、あるいは累積被曝量が一定の閾値をこえれば、障害児が生まれるとか白血病で死ぬとかといった言説には一定の科学的な根拠があり、したがって私たちが放射能を恐怖するのはやはり理の当然であります。しかしながら、この理の当然の恐怖がつねにただしく原発や核兵器の廃絶への志向を担保するとはかぎりません。時にはあらぬ方向、つまり、ここで問題にしている優生思想を下支えしてしまう危うさの方向に作用する可能性があることには重々の意識化が必要だとおもうのです。

すなわち、放射能の危険性を強調することそれ自体には何も問題はないが、その一面的強調がすぎると、かえす刀で障害児や白血病を「あってはならぬ存在」とみなして、きりすてる考え方、すなわち優生思想に直結してしまう恐れがあるのです。私たちは、どこまでも原発や核兵器の反人民性を主張しなければなりませんが、その論の正当化のために障害児や白血病を引き合いにだしてはなりません。そうすることは、論者の意図するとしないとにかかわらず、結果的には障害児や白血病の人々を「ころす」側にまわってしまうことになりかねないからです。私たちは正統な主張のために世俗的な差別を利用するような愚をおかしてはならないのです。

親鸞はその主著『教行信証』（信巻）において、「横超」という概念を提出し、「横超とはすなはち願成就一実円満の真教、真宗これなり。（略）大願清浄の報土には品位階次をいはず、一念須臾のあひだに、すみやかに疾く無上正真道を超証す、ゆえに横超といふなり」と説明しています。つまり、横超というのは弥陀の本願が成就してすべての衆生が平等にさとりをひらく唯一の真実円満の教え（すなわち真宗）であって、本願によって成就された清浄な報土においては、上品上生から下品下生までをふくめて生まれる人の種類・階梯の差はいわない、というわけです。このような発想法のなかに、優生思想がうまれてくる余地のないこと、実にあきらかではないかと私にはおもえるのです。

第一章　消える〈老人〉・消される〈老人〉

――「死なせる医療」とアウトサイダー

I　はじめに

　猛烈に暑かった二〇一〇年の夏、一〇〇歳以上の〈老人〉の所在や生死がわからないというまことに肌寒い事態が全国であいついで発覚しました。発端になった東京都足立区の事例ではミイラ化した遺体がみつかったということですが、そのような事例のおおくは、家族にも「どこにいるのか、生きているのかわからない」状況下にあったということです。法律上は生きているのに、自治体も家族も本人の〝生〟を確認できない。この長寿社会に発生した〝怪談〟を私たちはどのように解釈すればよいのでしょうか。

　たしかに地縁血縁の崩壊による〈老人〉の社会的な孤立は、核家族化という家族形態の変動によってもおおいに促進されました。親子ともども年老いて、しかも離ればなれで連絡もしないというケースは私の近辺にもみられなくはありません。また、年金「詐欺」といった犯罪の匂いがした事例もありましたし、この国の個人金融資産の六〇％にあたる八三〇兆円を六五歳以上人口が保有している現実からすると、年金「詐欺」といったさもしい、またはやむにやまれぬ犯罪以上の問題の発生をも示唆しているかもしれません。あるいは、もしかすると、それとは逆に、因習にとざされた棄老伝説を小説化した『楢山節考』（深沢七郎）のエトスのようなものが今日的に修飾されて作動している可能性もあります。

「消えた〈老人〉」の大多数は、その年齢からして、すでに死亡しているものと推察されます。その死に方はおそらく「棄老放置死」の範疇にぞくするものでありましょう。『楢山節考』の〝おりん〟は主観的には欣然として死におもむきましたが、その主観はいうまでもなく「ムラの掟」（主として「口減らし」という経済的強制）によって外部拘束的に、事前的に、そして操作的に創出されたものであったがゆえに、これもまた「棄老放置死」として類型化できるはずです。濃密な前近代的共同体においても、淡疎な現代の都市生活空間においても、〈老人〉への「棄老放置死」の処遇はおこりうるということ、そのことを阪神淡路大震災後における仮設住宅での「孤独死」も想起しながら、ここではひとまず確認しておきたいとおもいます。

私は本稿において、おもに〈老人〉分野における「安楽死・尊厳死」問題を俎上にのせようとしているのですが、「棄老放置死」を「安楽死・尊厳死」のコンテクストにおきかえると、それはあきらかに「放棄死」ないし「淘汰死」のカテゴリーに帰属します。「放棄死」ないし「淘汰死」とは、家族や共同体にたいして特定の生命のあり方がおおきな負担や犠牲をしいるとして、その存在を無意味とみなす見地を具体化したものです。〈老人〉分野における「安楽死・尊厳死」は、本質的な「棄老」を甘美な砂糖のマシュマロにつつみこんで「敬老」の一表現として提起するイデオロギーであって、そうかんがえると、「消えた〈老人〉」は、実際のところ、さまざまな意味での「消された〈老人〉」だったといえるのではあるまいか。ここでは、誰が何のために、どのようにして〈老人〉を消していくのか、あるいは〈老人〉をして消えようとおもわせるのか、それを「敬老」と「棄老」の二重基準的な具現物である「安楽死・尊厳死」問題の地平からとらえかえしてみたいとおもいます。

Ⅱ　〈老人〉安楽死への経済的強制とその虚構性

長寿は、いうまでもなく全面的に慶賀すべき事態であります。しかし、長寿をめぐる言説構造は、いつも長寿への技術的な処遇に収斂していく傾向があります。たとえば、増加する巨大な〈老人〉人口が人生の終末期にひとつ、またはそれ以上の慢性疾患ないし不治症状に悩まされつつ、かつてなく長生きをするようになったこと、そして他方では、生命維持装置、臓器移植、癌治療の進展などの生命延長の技術革新がライフ・スパンの延長をもたらしつつ、「生」と「死」の意味に重要な問題を惹起したといった主張がそれにあたります。それらの言説はたしかに事態の説明としては一定の妥当性をもってはいますが、決定的な難点は、「処遇されるべき〈老人〉」への否定的な観点はあっても、この状況における〈老人〉自身の「いま・ここ」の立ち位置への積極的な提案が全然ないところにあります。つまり、長寿の実現と延命医療の進展が人間の不幸の源泉であることの過剰な強調がおこなわれる一方、〈老人〉の観点にたった生死論の極端な寡黙状態がいまはきわだっているといわざるをえないのです。

周知のように、アメリカ連邦議会は一九九〇年に「The Patient Self-Determination Act」（患者の自己決定法）を通過させました。この法律は政府系のすべての病院に病人が入院するときに、前もっての指示（advance directives）ないしリビング・ウィルを作成する機会を設定するようもとめるものでした。リビング・ウィルの法的正当性をみとめる法律が制定されたことによって、消極的安楽死が効果的に制度化されるにいたったのですが、アメリカではいまでも大部分の州で積極的安楽死は非合法とされてはいるものの、オレゴン州が一九九四年に成立させた尊厳死法（医者が幇助する自殺を許容する法律）によって、積極的安楽死にむけての合法的変形が着々とすすめられているとかんがえられます。このような合法的変形への策動は、この国の日本尊厳死協会に類似したヘムロック協会（Hemlock Society）といった民間団体によっても唱導されたものであり、同協会は〈老人〉の自殺を自己救済として概念化しています（http://www.notdeadyet.org/hemlock.htm）。最近ではオランダが二〇〇一年、積極的安楽死を犯罪とはしない法律を通過させたことも記憶にあたらしいところです。このような動向があげて人口の老齢化とそれにともなう医療費の増大を口実にし、安楽死・尊厳死が〈老人〉への適切な処遇として社会的に受容されるべきだというキャンペーンをともなっていることに注目しないではいられません。

日本尊厳死協会の前身・日本安楽死協会をたちあげて初代理事長に就任した故・太田典礼はか

って次のようにのべていました。「老人医療の無料化など老人尊重論の高まりの裏には、すでに老人公害というようなことがいわれており、無益な老人は社会的に大きな負担である」（『安楽死のすすめ……死ぬ権利の回復』三一新書、一二五頁）。これは一九七三年の書物ですが、この古典的な〈老人〉抹殺論がいまや欧米はもちろんのこと、この国においても相当派手に「尊厳ある死」の拡張議論として闊歩しているのです。「尊厳ある死」の実現のためには、「尊厳なき生」の抹殺について過剰な強調がおこなわれることになるのは、遺憾ながら、およそ必然の道筋であると認識せざるをえません。

「尊厳ある死」によって滅却されるべき「尊厳なき生」とは何なのか。日本尊厳死協会は二〇〇七年、疾病ごとに延命治療（措置）中止の判断基準となる「末期（終末期）」の定義をふくむ報告書を公表しました。それによると、延命治療中止の対象は、「癌」、「呼吸不全・心不全・腎不全」「持続的植物状態」、「筋萎縮性側索硬化症（ＡＬＳ）」、「高齢者」「救急医療」の六パターンであって、それぞれを「尊厳ある死」をむかえるべき「尊厳なき生」の態様として析出し類型化しました。

翌二〇〇八年には、日本学術会議臨床医学委員会終末期医療分科会が「終末期医療のあり方……亜急性型の終末期について」と題する対外報告を発表しました。ここでは終末期を急性型（救急医療等）、亜急性型（癌等）、慢性型（高齢者、植物状態、認知症等）に分類したうえで、延命治療の中止・非開始の対象をひとまず亜急性型に限定して認容するという形の議論を展開していましたが、慢性型をも終末期の範疇にくみこんでいる点、日本尊厳死協会と思考上の大差はありません（言葉尻をとらえるわけではありませんが、学術会議にあっては「慢性型終末期」などという矛盾した概念に不審の念さえもたれてはいないようです。かりに終末期が慢性化すれば、それは終末期などではありません）。要するに、尊厳死協会も学術会議も、たとえば「ＡＬＳ」や「腎不全・心不全」「認知症」など、「不治」ではあっても「末期」などではない態様すべてを「末期」ときめつけて、延命治療の中止・非開始を容認しようとしているのです。さらにいえば、「脳死（前脳死）」や「植物状態」などは、前者にたいしては脳低温療法によって、後者にたいしては濃密な延命治療によって、いずれもいまや「末期」どころか「不治」でさえない事例が続出しているのです（ついでにいえば、尊厳死協会も学術会議も「遷延性意識障害」をあえて「植物状態」と表現していますが、そこには「遷延性意識障害」の人を人間（動物）ではなく「植物」でしかない存在とみなす差別意識が伏在しています）。

『サンデー毎日』（二〇〇九年一二月一三日）は、二三年間にわたる「植物状態」から指先でキーボードをおしてコミュニケーションがとれるまでに回復したベルギーの男性の事例を報道していました。交通事故で意識不明になり、医師は「安楽死」の実施を勧奨したが、母親は「この子には意識がある」と拒否。このままベルギーにいたのでは「安楽死」させられてしまうとかんがえた母親は、アメリカに五回も渡って最新の治療をうけさせたのです。この母親の執念がみのったのか、ついに一人の医師が、脳がほぼ正常に機能しているということを発見するのです。非常に注目すべきは、この患者にはベッドサイドでのやりとりが全部耳にきこえていたという事実です。現今の医学が患者の意識の有無さえ正確にはとらえることができないことをしめす事例です。

また、移植医療を事実上無化する（つまり、あやしげな脳死判定も不必要にする）非常にすぐれた医療実践もあります。たとえば、長野県立こども病院における「小児心臓再同期療法」に従事する医師団はきわめて良心的だとおもいます。ペースメーカーをつかった治療法です。一般には移植適応とされる拡張型心筋症の子どもにたいして同法を実施して好成績をあげています。これまでに五人に実施され、うち一名は残念ながら術後感染で亡くなりましたが、あとの四人は完全に回復して、今、保育所にいったり、幼稚園にいったりしているということです。移植医療を回避できるかがやかしい事例だとおもいます。

さて、本稿で主に議論の対象にしているのは〈老人〉と安楽死・尊厳死の問題です。なるほど〈老人〉をわかがえらせることは不可能ですから（世の中にはアンチエイジング療法なるエセ医療もあるものの、「若返り・老化防止」などは不可能であり、また不必要でもあります）、〈老人〉状態を「不治」といっていえなくもありませんが、〈老人〉が総体として「末期」だとは到底いえますまい。しかし、日本尊厳死協会はもろに〈老人〉を延命治療の中止・非開始の対象に設定し、日本学術会議は現時点においてはそこまではいわないものの、やはり〈老人〉を「終末期」として措定しています。ことに尊厳死協会は〈老人〉を「尊厳なき生」ときめつけ、「尊厳ある死」を適用すべき対象カテゴリーにふくめました。尊厳死協会はかつて同協会の会員を対象に、〈老人〉の認知症に尊厳死を適用すべきか否かのアンケート調査をおこないましたが、回答者の八五%がこのような尊厳死の適用拡大に賛成したということです（『毎日新聞』一九九六年七月四日）。尊厳死協会の成員の回答ですから、すでに調査の母集団確定の時点でおおきなバイアスがかかっているにしても、「終末期」の意味拡大と「尊厳なき生」の意味拡大とがどこまで進行するか、まったくしれたものではありません。〈老人〉を「生きるに価値なき生命」とみなして安楽死・尊厳死の対象にふくめようとする社会的な圧力にはさまざまな問題がありえましょうが、最大の問題はいわゆる「高齢化社会」における介護・医療などの社会保障費の膨張への危機感の作動だといえます。厚労省高齢者医療制度施行準備室の土佐和男の編著になる『高齢者の医療の確保に関する法律の解説』（法研、二〇〇八年）は「後期高齢者」の診療報酬体系の必要性について、概略次のようにしるしていました。

年齢別に見ると、一番医療費がかかっているのが後期高齢者であるから、この部分の医療費を適正化していかなければならない。とくに、終末期医療の評価とホスピスケアの普及が大切である。実際、高額な医療給付費をみると、例えば、三日で五〇〇万円、一週間で一〇〇〇万円もかかっているケースがある。そうしたケースは、終末期医療におおい。後期高齢者が亡くなりそうになり、家族が一時間でも、一分でも生かしてほしいと要望して、いろいろな治療がされる。それが、かさむと五〇〇万円とか一〇〇〇万円の金額になってしまう。その金額は、税金である公費と他の保険者からの負担金で負担する。どちらも若人が中心になって負担しているものである。家族の感情から発生した医療費をあまねく若人が支援金として負担しなければならないということになると、若人の負担の意欲が薄らぐ可能性がある。それを抑制する仕組みを検討するのが終末期医療の評価の問題である――。

後期高齢者医療制度の政策的眼目がまことに見事に端的に表現されています。「後期高齢者」の終末期医療費の評価もホスピスケアの普及も、そのいずれもが医療費の削減をもくろむものであることはいうまでもありません。言外に〈老人〉に高額医療費を投入するのは「枯れ木に水をやるようなものだ」とする優生思想がひそんでいそうですし、また、政財界の政治責任を無視していたずらに〈老人〉層と若年層との反目をよびさます分断思想もみえかくれしています。しかし、それにしても、「後期高齢者」の終末期医療において、死亡前医療費の平均額が三日間で五〇〇万円、一週間で一〇〇〇万円かかるとか、七五歳以上の死亡者の過半数において、医療費が三日間で五〇〇万円、一週間で一〇〇〇万円かかるなどという事実があるのでしょうか。

この点についてネットサーフィンをしていたらば、上記試算とまったく矛盾するおおくの研究成果にヒットしました。ひとつだけ紹介します。日本医師会総合政策研究機構の前田由美子と福田峰の論文「後期高齢者の死亡前入院費の調査・分析」（二〇〇七年、日医総研ワーキングペーパー・一四四）がそれです。三病院の七五歳以上死亡入院患者四〇三人を対象にした調査で、その結果は①高齢者が死亡前三〇日以内に使う入院医療費（以下、死亡前入院医療費）は、高齢者医療費全体の三・四％と推計された。②死亡前三〇日以内一人一日当たり入院医療費（以下、死亡前入院医療費単価）は平均三一・八千円であり、後期高齢者の入院医療費平均（死亡以外の退院も含む）の一・四八倍であった。死亡までの入院期間が七日未満のグループにおいて、もっとも高いが、このグループは入院期間自体が短いので、死亡前入院医療費は低い。③死亡前入院医療費は、後期高齢者の入院医療費平均と比べると高い。しかし、急性期では、あらゆる手を尽くして死亡にいたったとしても死亡前入院医療費は大きくなく（死亡までの入院期間が短いため）、また延命できた場合には、その後の医療費は落ち着くので、医療費抑制目的で治療を中止する理由は見出せなかった――というものでした。また、死亡前三〇日の一人当たり入院医療費は平均六三万三千百円と、予想外に安価でした（http://www.jmari.med.or.jp/research/dl.php?no=351）。前田らは、死亡前入院費三万千七百七十円が後期高齢者入院医療費平均の二万千五百円にたいして一・四八倍でしかないこと、つまり終末期医療費が突出的に高いとはいえないことを実証してみせたのです。

少し古いのですが、手持ちの資料で別の問題をみてみます。国立公衆衛生院（現・国立保健医療科学院）の府川哲夫の調査によると、死亡月の一人一日当たり入院医療費は七五〜七九歳で三万七千百円、八〇〜八四歳で三万千百円、八五歳以上では二万五千五百円と年齢があがるほどに医療費は減少していました（「老人医療における死亡月の診療行為の特徴」『日本公衆衛生雑誌』41−7、一九九四年、五九七−六〇六頁）。これをみるかぎり、終末期医療費は年齢がたかまるほど減少することがわかります。理由は単純ではありませんが、高年齢の患者にたいしては各種の手術をふくむ濃厚医療を実施する余地がなくなる、もしくはその必要がなくなるという要因がもっともおおきいのではないかとおもわれます。また、長寿化の伸展によって健康な老年期がいかに長期化しても、終末期医療はそのぶん後ろにずれこむことになるので、医療費が莫大な額にたっすることにはならないともかんがえられます。いずれにしても、長寿化の要因によっては老人医療費がさほど増加しないということは確実にいえるのであって、これまでおこなわれてきた医療費予測は少々過大というか、イデオロギー的にすぎるのではないかとかんがえられるのです。

Ⅲ　安楽死への経済外的強制とホスピスの両義性

〈老人〉医療や終末期医療にかかわる安楽死・尊厳死慫慂の経済的強制は、すでにみたように事実上破産しているのですが、しかし、この種のキャンペーンは今後もとどまることはないでしょう。その路線上で今後は、厚労省を中心にますますホスピスケアの普及がはかられることになるとおもわれます。

かつて前近代における死は可視的なものでした。死は相対的にわかい年齢で自宅で発生することがおおく、それはおもに治療不可能な感染症によるものでした。近代以降の死は不可視になり、ある意味で官僚化されました。医者と病院は死をコントロールできると自負する一方、患者側は死を拒絶し医療技術を信用するようリードされていきました。しかし、比較的最近になって、死はふたたび可視的になってきたとおもいます。医療におけるパターナリズムが純化するなかで、死が社会的に隔離され管理されることへの患者側の疎外感や違和感などが、死を再度患者およびその家族の手中にとりもどす運動をうみだしてきたともいえます。その運動の中心が、ホスピス運動でした。

ホスピスの取り組みには重要な意義があります。それは死にゆく人と、それをみおくるサバイバーとの間にあるパーソナルな管理とエージェンシーの重要性の自覚です。アメリカにおける「死の社会学」関連の論文のおおくは、人生の終末においてうけたいとおもうケアのタイプ、場所、期間について、死にゆく患者とその家族がどのように決定するのかについての研究をふくんでいます。つまり、死の過程におけるパーソナルなコントロールと、死と喪失のなかでサバイバーたちがおこなう意味の創造についての研究をすすめているわけです。この点について、ホスピス運動はたしかに豊富な資料を提供してきたといえるとおもいます。

アメリカでは一九七四年に最初のホスピスが誕生して以来、現在も急速に拡大しているとつたえられています。その背景には、一九八二年に連邦政府によってホスピス・サービスが公的医療保険であるメディケアの費用償還制度の対象とされたことが関係しているようです。連邦政府は末期患者にたいして、病院での治療よりも費用のかからないホスピス・サービスをよりおおく利用させることで、医療費の抑制と削減をはかりました。また連邦政府は施設よりもさらに費用のかからない在宅におけるホスピス・サービスを促進しています。すでに紹介したように、厚労省後期高齢者医療制度準備室は終末期医療の再評価とホスピスケアの普及とをワンセットにして提言していましたが、それはあげて医療費抑制の文脈に収斂していくものでした。

私の手元に福島労災病院外科が公表した『がん末期における在宅ホスピス・外来・入院医療費の比較分析と評価報告書』(二〇〇四年九月三〇日付)のコピーがあるのですが、そこには見事に終末期医療におけるホスピスケア、ことに在宅ホスピスケアの経済的優位性が叙述されています。たとえば、在宅ホスピスケアを提供した四七名の四五五八日間の総医療費は三千百七十六万三千五百円であり、同時期に癌で死亡した入院患者三五名の一四二六日間の総医療費三千七百九十七万四千四百十円より約六百万円少なく、また、一日あたりの医療費の平均は、在宅ホスピスケアでは八千五百八十九円で、入院(二万六千九百四十二円)の約三分の一でしかなかったということです。ただし、死亡直前の医療費は在宅ホスピスケアでたかくなる傾向がありますが、それは訪問回数がおおくなること、症状緩和治療につかう薬剤がふえることなどによります。しかし、それでも平均の医療費は一万八百五十五円と入院の約半分以下におさえられたということです。

同科では死亡前約一ヶ月間の医療費の平均は二万五千二百七十三円でした。その一ヶ月前（死亡前一ヶ月から二ヶ月の一ヶ月間）の医療費の平均が二万五千五百五十九円、さらに一ヶ月前（死亡前二ヶ月から三ヶ月の一ヶ月間）の医療費の平均が三万七百二十三円とくらべると、むしろ死亡前一ヶ月の方がすくなくなっていますが、それは入院期間がながくなるにつれて基本入院料がすくなくなること、および、抗癌剤治療などの治すための治療が中止されることによるものとされています。同病院では緩和ケアチームを編成し、緩和ケア診療加算の基準をみたし、認可もうけているものの、スタッフが十分に対応できないために、加算は算定していないそうです。ちかい将来は加算を算定する予定のようですが、その場合には二五〇点が加算されるために、入院医療費は二千五百円たかくなりますが、それでも平均で二万七千七百七十三円となり、平均入院医療費三万三千円にくらべてすくないわけで、同レポートは「病院経営の視点からは、多くの末期がん患者を抱えることは好ましくないことが明らかである」と結論していました。

癌終末期医療費と病院経営の観点からしても、今後は在宅ホスピスケアへの国民誘導が精力的に展開されるものと推測されます。しかし、在宅ホスピスケアには時に安楽死・尊厳死への経済外的強制が作動する可能性があることを理解しておくべきだとおもいます。それはいうまでもなく、患者の家族およびその外延における関係性の問題です。むろん、そのなかにも個別家族の経済的問題がふくまれますが、ここでは主として介護・看護の負担についてみておきます。

日本ホスピス・緩和ケア研究振興財団が二〇〇五年におこなった『ホスピス・緩和ケアに関する意識調査』によると、「『治る見込みがない病気で余命が限られているのなら、自宅で最期を過ごしたい』という意見がありますが、そのためには、どのような条件が必要だと思いますか」と質問したところ、「介護してくれる家族がいること」(六二・五%)、「家族に負担があまりかからないこと」(四八・二%)と、やはり家族がらみの回答が上位をしめていたということです。介護・看護してくれる家族がその時点において存在しているかどうかという、まことに根本的な不安や疑問は冒頭にふれた「消える〈老人〉」「消される〈老人〉」の問題に直結する深刻さを刻印するものです。また、かりに介護・看護してくれる家族が存在すると仮定しても、やはりその家族への「気兼ね・遠慮」意識がおおいに問題になるわけです。

確認しておかねばならないことは、〈老人〉がケアをうける権利を当たり前として家族に要求しそれを享受できる時代はおわったという事実です。しかし、ジェンダーの視点からみると、男性〈老人〉はいまでもその権利をもちつづけ、女性〈老人〉のおおくがその権利をうしなったということがわかります。〈老人〉の現時点における有配偶率をみると、八〇〜八四歳では男性が七五%であるのにたいし、女性はわずか一八%でしかありません。八五歳以上の場合はさらに極端で、男性は五六%となお過半に配偶者がいるのにたいして、女性は七%でしかありません。結婚年齢と平均寿命における男女差がその基本的なベースではありますが、家事労働(介護・看護も)を女性がになうことを「自然なこと」とおもわせるほど「母性」の制度化がはかられているということであり、それによって資本制と男性が利益を得るように仕組まれたのが近代社会であるととらえる必要がありましょう。政治的・経済的・性的な母性の制度化のもと、女性が内発的に「愛の労働・母親労働」としておこなう無償の家内労働が男性、資本制に利益をもたらしているという次第です。

こうしたジェンダーの視点は、女性〈老人〉において加齢の進行と家族介護・看護者の減少とが並行することをおしえています。さらに、よしや介護・看護者が一応は存在するにしても、女性〈老人〉の処遇は過酷な条件のもとにおかれることがおおいのです。たとえば、〈老人〉虐待。厚労省の二〇〇六年度調査によると、六五歳以上の〈老人〉が介護・看護する家族・親族からの虐待で死亡した事例は三一件三二人にたっしていましたが、加害者は息子一〇人（三一％）、夫七人（二二％）となっており、被害者は女性が二二人（六九％）をしめていました。現今の「在宅福祉政策」はタテマエ上、家族の負担軽減とノーマライゼーションをかかげてはいるものの、従来の家族（とくに女性）への介護・看護負担は解消されていません。ジェンダー問題と介護・看護費用の抑制政策の文脈において在宅ケアおよび在宅ホスピスケアをとらえかえす必要があるとおもわれる所以です。

もちろん、一般的な在宅ケアと在宅ホスピスケアとを同一視してはならないという主張もあります。在宅ホスピスケアは癌患者が対象で、期間がかぎられ、主として医療が必要で、家族の愛情があれば介護力はすくなくても実行できるが、一方で在宅ケアは、高齢者が対象であり、いつまでつづくのか期間をくぎれない、おもに福祉を必要とされ、介護力がないと実行できない、といった主張がそれです。在宅ホスピスケアは癌の終末期が対象なので、期間限定だというのですが、かならずしもそうとはいえません。一般に〈老人〉の前立腺癌や大腸癌などの進行はおそく、終末期の経過はかなりながいといわれています。また、「家族の愛情があれば」という条件については、在宅ケアであれ在宅ホスピスケアであれ、それが家族成員の自縄自縛を結果して、かえって虐待や殺人といったさまざまな悲劇をよびおこしがちであることに留意しなければなりません。「家族の愛情」と「家族への遠慮・気兼ね」とは同じコインの裏表の関係にあります。また、「家族への遠慮・気兼ね」は「世間への遠慮・気兼ね」に容易に連動します。すでに紹介した『楢山節考』の〝おりん〟は主観的には欣然として死におもむきましたが、それは孝行息子〝辰平〟が世間の非難をあびないでもすむためのやむにやまれぬ予防行動でもありました。改悪臓器移植法施行(二〇一〇年七月)以降、たてつづけに家族同意のみの臓器提供による移植が実行されました。本人意思の家族による代行という薄気味悪い思想状況については家族社会学的にも厳密な点検が必要ですが、それ以前の問題として、臓器提供への社会圧力(世間体への同調強制)がおおいに問題にされねばならないとおもいます。いまや、臓器提供を拒否する家族は「世間によってゆるされない存在」とみなされる空気が徐々に、いや急速に醸成されつつあるのではあるまいか。

話をもどしますが、今後、〈老人〉人口の増加と〈老人〉医療費との兼ね合いのなかで、ますますホスピスケア、とくに在宅ホスピスケアの拡充がはかられる見通しです。ホスピス運動には、すでにのべたように、医療側のパターナリズムを相対化して医療を患者側(死にゆくもの)にとりもどすための積極的な動機づけがふくまれていることは否定できませんが、同時に、これまたすでに縷々《るる》説明したように、その取り組み自体の中にどうしようもなく経済的強制および経済外的強制の問題が伏在しているのであって、それら多面的な視野から冷静に問題の所在をとらえていく必要があると私はかんがえています。

Ⅳ「みなし末期」と「死なせる医療」

「胃瘻なんて植物ですよ。人口呼吸器を家族も医者も止めたいのに、今のままだと犯罪になるから困っている」といったのは、参議院・民主党の櫻井充議員だそうです。私の知人のバクバクの会（人口呼吸器をつけた子の親の会）の成員からとどいた電子メールの受け売りなので、「だそうです」と伝聞の形をとらざるをえません。

この話は、臓器移植法を問い直す市民ネットワークの川見公子事務局長が二〇一〇年四月、円より子参院議員（当時）から直接きいたもので、それが知人のバクバクの会成員につたえられ、つづいて私にもつたえられたという次第。櫻井議員は円議員に、上記の発言をしたうえで、「国会に尊厳死法を提出する」ともかたったそうです。

胃瘻《いろう》とは、なんらかの理由で栄養の経口摂取が困難になった病者に人為的に皮膚と胃に瘻孔を作成しチューブを留置して水分・栄養を流入させるための処置を意味します。つまり、たとえば脳梗塞後や中枢神経障害のための嚥下障害や認知症などによる自発的摂食不良、さらには頭部・顔面外傷による摂食不能などにたいする栄養補給、あるいは誤嚥下による反復的な肺炎症状をおこすような場合に、胃瘻の処置がおこなわれるのですが、それ自体は日常的な医療的措置であって、その必要がなくなれば当然、胃瘻をやめたその当日から経口摂食に復帰することができます。

櫻井議員は、この胃瘻の病者を「植物」（遷延性意識障害）と同様の「不治かつ末期」状態と誤解しているようです。すでにのべたように、遷延性意識障害それ自体が胃瘻とおなじく「不治」でも「末期」でもないのですから、この誤解はダブルの錯誤というべきでしょう。ただし、櫻井議員は東京医科歯科大卒の心療内科医でもありますので、その見解は「誤解」ではなく、より積極的な「曲解」と解釈すべきです。また、櫻井議員は人口呼吸器をも積極的に外すべきだと主張しています。要するに、櫻井議員は胃瘻の病者も人口呼吸器の装着者も遷延性意識障害の人も、すべて安楽死・尊厳死の対象にすべきであって、それらの人々への安楽死・尊厳死の適用についてはその違法性が阻却される法律を制定すべきだと主張していることになるわけです。この人物が現在、民主党の政策調査会会長代理、適切な医療費を考える民主党議員連盟会長、それに超党派の尊厳死法制化を考える議員連盟会長をつとめていることには特段の注目が必要だとおもいます。

この国では一九九〇年代以降、「終末期を考える市民の会」(一九九〇年設立)、「日本ホスピス・在宅ケア研究会」(一九九二年設立)、「レット・ミー・ディサイド研究会」(一九九三年設立)などの運動をとおして、〈患者の自己決定権〉を要求するエトスが徐々に社会化されてきました。〈患者の自己決定権〉はそれ自体として、医療におけるパターナリズムを相対化するプラス面をもつ場合がありますが、これらの運動の主張の中心は「リビング・ウィル」の表明にあって、おもに意識不明状態における栄養補給の方法(胃瘻をふくむ)や気管切開と人口呼吸器の装着、心肺蘇生措置についての事前の意思表示を重視しています。また、〈患者の自己決定権〉については、医療現場のみならず、研究者レベルにおいてもたとえば「死生学」とか「死の準備教育」といった関心領域がひろがりつつあるようにみうけられます。むろん、これらの動向は一枚岩ではなく、多様な意味合いをふくんでいます。たとえば、一九九五年に設立された日本臨床死生学会はその目的と意義について次のように表明しています。

「死にゆく者や死別に伴う悲嘆のケア、ターミナルケア、緩和ケア、難治性致死的疾患など日々死と隣接している患者やその家族のケア、脳死や植物状態による患者の家族のケア、災害など不慮の死による残された者のケア、身体の一部を喪失した人の精神的問題、致死的疾患の告知に伴う問題、自殺をめぐる問題、病気にまつわる生と死の問題、加齢や老化と死をめぐる問題、医療提供者や援助者に対する生と死の教育、死に関する社会的問題などに携わったり研究している者が一堂に会し、臨床の場における死生をめぐる全人的問題をメンタルヘルスの観点から学際的かつ学術的に研究し、その実践と教育を行うことにより、医療の向上に寄与することである」（http://plaza.umin.ac.jp/~jsct/）。

この学会がめざすところは、みてのとおり、非常に重層的であって、その思想的色彩を簡単にとらえることは困難ですが、この学会のＨＰをみると、関連団体に日本尊厳死協会があげられており、この学会の一定の雰囲気をとらえることはできるとおもいます。すでにみたように、アメリカでリビング・ウィルの法的正当性をみとめる法律が制定されたことによって消極的安楽死〈部分的には積極的安楽死〉が効果的に制度化されるにいたったのと類似した経緯で、〈患者の自己決定権〉議論が安楽死・尊厳死の制度化にかかわるハードルをかなり強力におしさげていることは否定できず、私などはその点に注目しないではいられません。いままでのべてきた〈患者の自己決定権〉とは、畢竟、〈死ぬ権利〉の概念の中に文脈化されるものです。さまざまな領域において〈生きる権利〉がほりくずされる状況下における〈死ぬ権利〉の一面的強調が、結果的になにを意味するかはもう明白でありましょう。

すでにみたように、櫻井議員は「胃瘻」「遷延性意識障害」「人口呼吸器装着者」をすべて医療の対象とせず、安楽死・尊厳死にみちびくことを主張しました。この考え方は基本的に日本尊厳死協会においても共通しており、たとえば同協会の井形昭弘理事長は厚労省「終末期医療のあり方に関する懇談会」(二〇〇八年一二月一五日)に参考人として出席し、「植物状態で一年以上を経過した患者さんが回復する確率はほとんどゼロにちかい。協会会員の入会動機も多くがこの植物状態条項にあるとみている」と発言し、法制化されるべき尊厳死の対象に遷延性意識障害をふくめるべきだと主張しました。

くりかえしますが、櫻井議員や井形理事長があげた症候は、いずれも「終末期」とはいえないものばかりです。のみならず、尊厳死協会が尊厳死の対象にふくめるようつよく主張している「遷延性意識障害」からの回復者もすくなくないのが現状です。すでに紹介したベルギー人男性のような実例もあります。また、大阪大学医学部付属病院救命救急センターの塩崎忠彦によると、頭部外傷で同センターに運ばれ一ケ月間意識がなかった三五人を追跡調査してみたところ、一年後に六割の意識がもどっていたということです。また、二年後に眠りからさめてコンピュータープログラマーとして元気にはたらいている人もいるそうです(『朝日新聞』二〇〇八年三月一三日)。こうした事例は枚挙にいとまがないほどであって、「遷延性意識障害」を「不治かつ末期」とするのはイデオロギー以外のなにものでもないことがわかります。

　このように、治癒や寛解の可能性がある状態であるにもかかわらず、「終末期」とみなして治療を放棄することを「みなし末期」とよびます。実をいえば、この「みなし末期」は〈老人〉医療の場において日常用語になりつつある現実があり、日本尊厳死協会や日本学術会議が〈老人〉を「終末期」の範疇にふくめているのも同様の現実を反映しているものとかんがえられます。この場合は、延命治療の放棄がそのまま治癒・寛解の放棄の形態をとることになります。元浴風会病院の横内正利はその著『「顧客」としての高齢者ケア』（日本放送出版協会）の中で、終末期の定義があいまいなままの見切り発車（治療放棄）の危険性について次のように指摘しています。

「終末期がきちんと定義できるのは、ほとんど癌の終末期に限られていて、しかも、高齢者では癌の終末期さえはっきり定義できない場合も多い。癌以外の疾患の場合、終末期の定義はさらに難しい。このような状況で、定義を曖昧にしたまま見切り発車をすることはきわめて危険である。終末期が拡大解釈され、治癒の可能性が残っているのに、治癒のための医療が実施されないことになりかねない。実際、高齢者の終末期医療として語られているものの多くは、本当の終末期ではない段階の話である。つまり、終末期についての考え方が終末期でない時期に適用されようとしているのである」（一一二頁）。

　老化過程にはおおきな個人差がありますが、一般的にいえば、老化が心身の衰弱過程を随伴することはさけられません。この一般的な老化にともなう衰弱（老衰）を絶望的な「疾患」ととらえて、医療の無効性を主張するのが「みなし末期」論の本質です。したがって、この議論は年齢によって「終末期」を定義する方向や、「後期高齢者」には治療すればよくなるような疾患は存在しないので「みなし末期」をもって「真の末期」におきかえてもさしつかえない等の方向に連動していく恐れがじゅうぶんにあります。たとえば、かつて一九七〇年代のヨーロッパの透析センターでは六五歳以上の患者をうけいれず排除するところがすくなくなかったという話をきいたことがあります。また、『朝日新聞』（一九九六年六月一三日）は「透析中止の死亡多発／患者の意思未確認も」と見出しされた記事を掲載していました。それによると、末期の腎不全患者の人工透析を中止し、患者が死亡している例が多くあることが、東京や北海道の医師の調査で明らかになったというのです。その中には副作用のため透析継続が困難な場合もあったが、それ以外に継続可能だった例や、患者本人の意思が確認できていない例もあったと報じられていました。「みなし末期」による治療放棄といわざるをえない事例です。こうした動向は消極的安楽死（場合によっては積極的安楽死）の積極的肯定を準備するものであるといわねばなりません。

かの悪名たかい後期高齢者医療制度における「後期高齢者終末期相談支援」もまた、国家による「みなし末期」の推奨政策ととらえることができます（あまりの不評ゆえ、二〇〇八年七月から凍結されています）。要するに、七五歳以上で「終末期」の「後期高齢者」が医師らと相談し、延命治療の要否などの希望を文書などでしめす「リビング・ウィル」を作成すると、病院などに診療報酬が支払われるという制度です。いうまでもなく診療報酬とは医療行為の公定価格を意味しますから、本質的にはいかなる意味においても治療的意義をもたない「治療の中止・非開始」をこの国家は正式に医療行為と認定したことになるわけです。この国がアメリカの政策的動向に追随し、ちかい将来の安楽死・尊厳死法制化の地ならしを構想してきたと認識しなければならない所以です。後期高齢者医療制度全体によって〈老人〉を経済的に〈半殺し〉にしたうえで、この「後期高齢者終末期相談支援」によって〈最後のとどめ〉をさすことを国家意思として表明したことになります（後期高齢者医療制度は二〇一三年三月末で廃止されるので、当然のことに「後期高齢者終末期相談支援」も崩壊するとおもわれますが、政権与党・民主党議員の安楽死・尊厳死問題や脳死・臓器移植問題へのスタンスが曖昧である現状をみると、どのような新制度が構築されるか、まったくしれたものではありません）。

「後期高齢者終末期相談支援」が「みなし末期」の制度化を先取りしたものであることはあきらかですが、同時にそれは「死なせる医療」を医療として制度化する施策であることをも意味します。「死なせる医療」という概念の初出を私は知りませんが、最近では『ゆきわたり』第四二一号（子供問題研究会、二〇一〇年五月二〇日）における秋葉聡の論考「八木晃介さんの『呼吸器外しは殺人』にふれて」が「死なせる医療」に批判的に言及していました。私の月刊個人新聞『試行社通信』（二〇一〇年一月号）に掲載した「呼吸器外しは殺人」という文章が『ゆきわたり』（二〇一〇年二月号）に転載され、それに秋葉が肯定的に反応してくれたものです。秋葉はその中で次のようにしるしていました。

「八木さんは、まったく無意味な呼吸器外しが医療とみなされている現実を指摘しながら、医師が殺しのライセンスを獲得していると告発しています。まったくその通りで、実に深刻な問題をはらんでいます。私は、この殺しのライセンスを手にした医師が患者の延命を怠ったり、助かる手術を放棄して障害児を死なせることを〈死なせる医療〉としています。〈生きるに値しない命〉を主張するイデオロギーの具体的な姿がこうした〈死なせる医療〉なのです」（一四頁）。

本稿の執筆をはじめた頃に書店で久坂部羊著『日本人の死に時』（幻冬舎新書）を立ち読みしました。副題に「そんなに長生きしたいですか」とあったのがよけいに気になったのだとおもいます。全部をキチンと読破したわけではないので、もしかすると誤読の恐れなきにしもあらずですが、その主張の概要は、病気の治療と延命を重視する医療のあり方はかんがえなおしたほうがよいということです。治療することでかえって死にいたるまでの苦しみがましてしまうケースがおおいので、安らかな死をむかえることを手助けする医療の方向に〈老人〉医療のあり方をシフトすべきだというわけです。著者は在宅〈老人〉医療の専門家のようですが、「生かす医療」よりは「死なせる医療」を重視する著者のような医者が往診先の〈老人〉患者にどのようなムンテラをしているのか、おおいに気になるところです。

先に引用した横内正利は、「高齢者の約一割は植物状態になっても延命を希望しているという事実を無視してはいけない。また、配偶者や親についての延命希望は二五・四％～三〇・五％と、さらに高率になっている」（一〇四～五頁）と警告していました。この警告は、あきらかに〈老人〉病者によりそっての発言であると私にはみえます。ひるがえって、「治療することでかえって死にいたるまでの苦しみがましてしまう」という久坂部の視点がどこにすえられているのか、それが問題です。はたして死苦状態にある〈老人〉病者がまなざされているのかどうか、私にはよくわかりません。私の考えでは、もしも〈尊厳〉という言葉をもちいるならば、〈老人〉病者の病状や症状、さらには「終末期」にある病者の状況がそれ自体として〈尊厳〉をそこなうのではなく、「自分はこうなってまで生きていたくない」とかんがえる考え方や、そうした考え方に立脚して〈老人〉

病者にせっする人々（家族や医療関係者をふくむ）の態度、あるいはそのような考え方や態度をうみだしたうえでオーソライズするシステム（医療制度や医療経済）こそが〈尊厳〉をそこなうものではないのか、とおもわれるのです。

もう一度、横内正利の文章を引用します。「寝たきりや痴呆を忌み嫌うべきものと思っている非高齢者が、〈弱い高齢者〉の〈死にたい〉という訴えを聞けば、〈やっぱり、本人は死にたがっている〉と早とちりしてしまうことになりかねない。これは、きわめて危険である。〈今、死にたいほど辛いことがあるので、何とか力を貸してほしい〉と解釈すべきである」（九六〜七頁）。主訴の苦痛が「生」をもとめてのものであるか、「死」をもとめてのものであるか、その解釈は解釈者の視座と思想によっておおきくことなることになるのです。

「生かす医療」から「死なせる医療」への転換をはかるべきだという久坂部流の発想法の中には、理解できない他者を「理解できないもの」として理解して、他者を回収してしまうタイプの思想上の問題もあるようにおもわれます。ひとたび「了解不能」と断定すれば、理解の手間ヒマは〝無駄なこと〟になります。というのは、他者を「分からない人」として分かってしまえば、その人を分かろうとする手間ヒマを省略してよいことになってしまうからです。その結果、了解不能とされた人の言葉に誰も耳をかたむけず、関心もむけなくなるのではありますまいか。人はすべて過去を生きるものでもなければ未来を生きるものでもなく、まさに現在の「いま・ここ」を生きるものです。むろん、〈老人〉も同様であって、〈老人〉の「いま・ここ」に視点をさだめることができれば、つまり、〈老人〉へのあるがままの受容と評価ができさえすれば、たとえば「認知症」を了解不能として回収し、安楽死・尊厳死を準備するなどという方向にむかうはずがないと私はかんがえています。

V　おわりに

いうまでもなく、〈老人〉問題は〈老人〉の問題ではありません。〈老人〉差別（エイジズム）は、〈老人〉をまなざすその眼差しの中に構成されるものです。つまり、人間の特定の年齢階層に〈老人〉のレッテルをはることによって、〈老人〉という社会的アウトサイダーをうみだすわけです。したがって、〈老人〉というのは一定年齢階層の人々の存在や行動の性質ではなく、むしろ、他者（政治、医療、経済などをふくむ）の眼差しによって〝つくりあげられるアウトサイダー〟として理解されるべきです。

問題は、肝心要の〈老人〉自身が老いを否定的にとらえる場合がおおいところにあります。つまり、わかかったころの自分がもっていた〈老人〉評価を自分自身に充当してしまうということです。社会学者E・ゴッフマンが「特定の特徴がスティグマなのではなく、それに対する他者のステレオタイプな反応との関係がスティグマである」とのべたように、当の本人が周囲の反応をとりいれて自分自身を否定的にとらえるところにスティグマの本質があるということになります（石黒毅訳『スティグマの社会学・烙印を押されたアイデンティティ』せりか書房、一二〜三頁）。換言すれば、〈老人〉自身が優生思想を内面化してしまうところにスティグマが成立するということでもあります。

要するに、老いがスティグマになるのは、この社会が老いの積極的意味をみいだせないゆえに、老いにたいして否定的にしか反応できない、このことの結果であるというべきです。現にこの国の老人福祉法は、「老人は、多年にわたり社会の進展に寄与してきたものとして敬愛され、健全で安らかな生活を保障されるものとする」(第2条)という〈老人〉評価しか準備していません。つまり、この国の老人福祉とは、過去の能力と業績への報酬として敬老される権利を規定しているにすぎないのであって、老いそのものの〈いま・ここ〉への肯定的認識など全然ないのです。結果的に、〈老いの意味〉の意味喪失状況(それが「棄老放置死」をも黙認させてしまうのです)が一般的に蔓延することにならざるをえません。

必要なことは、あらたな〈老人〉問題の構築です。構築主体はこれまでのような政治・医療・経済など「まなざす側」ではなく、当の「まなざされる側」でなければなりません。むろん、それは消える〈老人〉・消される〈老人〉のみが〈老人〉問題の構築主体であるということをかならずしも意味するわけではありません。近代以降の「敬老と棄老のダブルスタンダード」(上村くにこ「エイジズムまたは文明のスキャンダル」岩波講座現代社会学第一三巻『成熟と老いの社会学』、九三頁)への違和感ないし異議申し立ての意識をもつものには、あらたに〈老人〉問題を構築するチャンスがあるとおもいます。出発点は、〈老人〉に問題があるわけではないという認識状況を普遍化する運動への取り組みです。〈老人〉に問題があるとみなすあらゆる統制側への一つ一つのクレイム申し立て、まずはそこから手をつけることが重要ではないでしょうか。

第二章 〈老い〉の可能性とエイジズム

――「社会問題としての高齢化社会」論批判

Ⅰ　はじめに

本稿執筆時点における私の年齢は六六歳、俗にいうヤング・オールド（前期「高齢者」）の玄関口にすこしふみこんだことになります。この国では六五歳以上七五歳未満を前期「高齢者」とよび、七五歳以上を後期「高齢者」とよびならわしていますが、アメリカなどでは六五歳から八五歳までを old または elderly とよび、八五歳以上を aged または old-old とよぶ場合もあるようなので、どの年齢階梯以上を「高齢者」とよぶのかといった〈老い〉の名称は必ずしも一定していないとみてよろしい。ただし、六五歳以上を「高齢者」の範疇にいれることは、おおむね国際標準になっているようです。

しかし、なぜ六五歳以上に「高齢者」という〈老い〉の名称が付与されるのかについては根拠がなく、いたって恣意的なものでしかないのが現状です。辞書的には次のような説明方法をとることがおおいようです。たとえば、『福祉社会事典』（弘文堂）には次のように記載されています。

「①社会統計上の規定、②高齢者としての行政サービス対象としての規定、③社会的役割から来る規定、④本人の自覚から来る規定、など多様な立場がある。①社会統計上は、高齢化の進んだ国では（近年の日本の官庁統計を含めて）、65歳以上を高齢者とすることで国際的にも同意が見られる。ただし、発展途上国などでは60歳以上を高齢者としている（後略）」。

「社会的役割から来る規定」や「本人の自覚から来る規定」などは社会学的または心理学的に重要な発想法とはいえますが、それだけでは「高齢者」についての辞書的定義としては使い物になりません。もっとも説得性がありそうなのが「社会統計上の規定」と「行政サービス対象としての規定」のようにもおもわれるので、その点をさらに追究すると、国連経済社会理事会の一九五六年報告書「人口の高齢化とその経済的・社会的意味」のなかに、六五歳以上の人口が総人口の七％をこした社会を「高齢化社会」とするとの文言があり、したがって、六五歳以上の人口割合を「高齢化率」と定義したこの報告書が六五歳以上を「高齢者」とみなす方向性をおそらくは決定づけたといえそうです。また、この国の老人福祉法（一九六三年）もやはり六五歳以上を施策の対象に設定しています。その他さまざまな文献にあたって六五歳以上を「高齢者」とする根拠を探索しましたが、このことを明確に、かつ説得的に定義しているものに管見のかぎりではいきあたりませんでした。

一般に加齢の過程は、人間のライフコースにおける生理的変化、心理的変化、社会的変化の総体として描写できるでしょう。論理的にはこの描写法でよろしいが、しかし、実際に生理的、心理的、社会的なそれぞれの変化が同時的におきるということは滅多にありません。足腰が老化したからといって気持ちまで老衰するとはかぎりませんし、まして足腰の老化がただちに強制的退職を正当化するものでもありますまい。また、生理的、心理的あるいは社会的変化における個体差もきわめておおきい。七〇～八〇歳代の人のほうが六〇歳代の人より健康的で若々しくみえることもあれば、自分の将来を見とおしてしまったかのように〝老成〟して何も行動しようとしないいまどきの二〇歳前後の学生が、好奇心のおもむくまま前方不注意に走りまわる六六歳の私よりも老いてみえることもありえます。一九八〇年のこの国の六五歳～六九歳の人口比率は九・一％でしたが、このパーセンテージは実は二〇〇六年の七五歳以上人口の比率とほぼおなじなのです。つまり、統計学的には前期「高齢者」をふくむ「高齢者」全体を七五歳以上に移動させることも不可能ではないことになります。このように、個体差を考慮にいれないやり方はあきらかに誤りですし、それになによりも年齢、ことに固定的な年齢をあたかも〝老い〟の単一の特性であるかのように反応するのも誤りです。それらの見地はすべてエイジズムがうみだす偏向した信念というべきです。

本稿でとりあつかうテーマは主にエイジズムにかかわる問題です。社会学者A・ギデンズは、「高齢化問題の社会的重大性は、（略）高齢であることがもたらす好機と、高齢であることが担う負担、それらの意味が劇的に変化していること」と指摘しました（松尾精文ほか訳『社会学』改訂第三版、而立書房、一六七頁）。つまり、現代の〈老い〉のなかに「好機」と「負担」の両義的な意味と、その意味の変化をみいだそうという提案です。換言すれば、「高齢の好機」と「高齢の神話」の変化ということになります。議論をエイジズムに焦点化する点で、本稿は当然のことに「高齢＝負担」論に批判的な検討をくわえることが中心になります。私はギデンズにならって「高齢＝負担」の神話が近代化に付随して「創出された」ものと理解しますし、その場合の近代を「年齢が人々をステレオタイプ化した固定的役割にはめ込むために利用する抑圧装置」の流通時代であるととらえます。この部分の批判的検討をある程度まで説得的に展開できれば、たぶん、「高齢の好機」、すなわち〈老い〉の新たな可能性を浮上させることができるのではないかと私は皮算用するのですが。

Ⅱ 構造化された「依存」と「無力」

社会学者I・ロソーは、「人びとの老年期への社会化は効果的に行われていない」といいます（嵯峨座晴夫監訳『高齢者』の社会学』新装版、早稲田大学出版部、二頁）。すなわち〈老い〉の過程は、いわば「あてのない地位へのシフト」だというわけです。たしかに幼児期の第一次社会化やそれにつづく第二次以降の社会化には、各種の文化的な、あるいは制度的な通過儀礼が準備されていて、それぞれの通過儀礼は一定の年齢的な地位から別のそれへの移行を明示する公式のセレモニーとして機能し、それぞれの地位にリンクした役割の取得を可能にすると一応はいえます。価値判断を排除していえば、社会化の過程は、個人を社会に役立つ人間にそだてることを意味するわけです。

しかし、〈老い〉の過程には、たとえば定年退職（それにともなう退職パーティ）以外にこれといった明確な通過儀礼もありません。いうなれば、気づかぬまま知らず知らずのうちに〈老人〉になってしまうのです。この無意識的な推移（あてのない社会化）にたいする有効な準備を私たちの文化はほとんどしていないのではないか。

このことを端的にしめす事例として、この国の老人福祉法をあげることができます。この法律は基本理念として第二条に「老人は、多年にわたり社会の進展に寄与してきた者として、かつ、豊富な知識と経験を有する者として敬愛されるとともに、生きがいを持てる健全で安らかな生活を保障されるものとする」と掲出しています。〈老い〉への国家のまなざしの質をこれほど冷酷かつあからさまに描出している公的文章もめずらしいのではないかとおもいます。国家が〈老い〉ないし〈老人〉を評価するのは「過去の能力と業績」のみであって、その報酬として〈敬老〉されるにすぎないというのです。また、「生きがいを持てる健全で安らかな生活」を〈老人〉に保障する責務遂行者が誰なのかは明記されていません。この国は〈老い〉を「無への社会化」としてとらえているのではないか。

つまり、この法律は〈老人〉がそれぞれの過去の重要な役割や活動から引退することによって、社会のスムーズな機能が担保されるということを前提にしているのです。いいかえれば、滞りのない世代交代は構造的に規定されたシステムであるから、〈老い〉を〈老い〉として尊重するというオルタナティヴな設定は、かえって社会にとって逆機能的である、迷惑であると宣言しているにひとしいわけです。

老人福祉法は結局のところ、〈老人〉への社会的不平等についての機能主義的観点のひとつの適用以外のなにものでもありません。したがって、この法律から〈老い〉の意味をみいだすことは絶対に不可能です。すなわち、そこには「老いの現在」または「現在の老い」への視点が皆無なのです。否、それどころか、「過去の栄光」の評価が「現在の無化」を逆に強調しているというべきでしょう。私は本稿執筆のために老人福祉法を再読していて、不意にI・イリイチの「廃用化」という無愧《むき》な言葉を連想してしまいました。イリイチはこの言葉を産業社会における道具についてもちいているので、本稿の趣旨とは直接的には関係ありませんが、しかし、酷薄無比なこの言葉が近代以降の産業化社会における〈老い〉をも示唆するものではないかとかんじ、それに即自的に反応した次第です。イリイチの次の文章は、〈老い〉を〈廃用化〉の文脈に位置づけた場合の一つの雰気をかもしだしているともいえましょう。

「廃用化は価値の切り下げを生み出す。その価値切り下げは、変化の一般的な速さが一定に達することの結果ではなく、根源的独占を行使するような生産物に生じる変化の結果なのである。（略）廃用化は、人々が市場から直接締めだされていない場合でもたえがたいものになりうる。製品が巧緻なものになることと、時代遅れとして廃用されることは、過剰効率性のふたつの異なった次元であって、そのどちらも、階層化された特権からなる社会を下支えしているのである」（渡辺京二ほか訳『コンヴィヴィアリティのための道具』日本エディタースクール出版部、一四一〜二頁）。

価値の切り下げが廃用化を促進するというよりは、むしろ、廃用化が価値の切り下げの動因になるというとらえ方は、いずれにしても無惨このうえないものではありますが、しかし、近代以降の産業化社会の進展が〈老い〉を時代遅れの具現物とみなしてひたすら廃用化の対象にしてきたことは疑いのない事実だとおもいます。逆にいえば、われわれの文化は「廃用化」への肯定的居直りの原理をもちあわせないまま現在にいたってしまったといえるのではないか。「時代遅れの役立たずであってなにがわるいのか」というひらきなおった突き付けこそが、この近代以降の産業化社会への根本的な異議申し立てにならなければならないのです。

哲学者・鶴見俊輔は「個人においても社会においても変貌にさいしては、自己制御の装置がくずれて、あたり前ではないか。装置の崩壊をむかえる用意があることが、老人として今日生きることをたやすくすることはあきらかだ」としるしました（「老年の思想」、岩波講座『現代社会学』第九巻、一五四頁）。生理的・心理的・社会的な〈老化〉は、さけがたく〈老人〉を自己制御の崩壊の認識にいざなうものですが、そのこと自体には本来、正負の意味合いが何もふくまれてはいません。問題は、イリイチのいう「廃用化」、鶴見のいう「自己制御装置の崩壊」を個人、集団、国家をふくむ社会、それに肝心要の〈老い〉の途上にある人びとがどのように認識するかにあるといわねばなりません。

といって、文化人類学者や民俗学者が指摘したような、〈老い〉に正負の両義性（たとえば長老敬慕と弱者追放）をみとめたかつての伝統社会への先祖返りなどは不可能であり、不必要です。近代以降の産業化社会は「老いの両義性」を根こそぎにしたのであって、結果的に〈老い〉は平面的に一元化され、〈老人〉は生産と再生産の役割から逸脱した存在として社会の重荷でしかなくなってしまいました。政治社会学者・栗原彬はそのことを端的に「〈老い〉は産業社会がそのシステム維持の必要上造り出した観念である」としるしました（「離脱の戦略」、岩波講座『現代社会学』第一三巻、五一頁)。社会が〈老人〉をそのようにまなざすことによって、その眼差しの観念に照応した諸制度が社会によって形づくられることになります(先に例示したこの国の老人福祉法もその法的側面です)。

そして、その次には例のスティグマの生成にいたるという次第です。いうまでもありませんが、〈老い〉といった特定の特性がスティグマなのではなく、社会学者E・ゴッフマンがいうように、そのスティグマにたいする他者のステレオタイプな反応との関係がスティグマになるのであり、さらにいえば、当の本人が自分自身を否定的にとらえるところにスティグマの本質があるわけです(石黒毅訳『スティグマの社会学』せりか書房、一二〜三頁)。

こうした〈老い〉のラベリングによるスティグマづくりについて、私が勉強している社会学も一役かってきたといわねばなりません。社会学は原則的にアンダードッグ(負け犬)の側の視点にたつと私自身もかんがえますが、いつもそうであるとはかぎりません。社会学における社会問題アプローチがそれにあたります。この接近法においては、おおむね〈老人〉の多くが貧困、孤独、病気などのために悩んでいるととらえ、その原因を解明して問題の解決策をさぐろうとするようです。なにも問題はなさそうにみえますが、そうではありません。このアプローチは意識的に、または無意識的に〈老人〉自身が「高齢者」問題の原因であることを前提にしているといわねばなりません。あまりにも多くの〈老人〉がいて、あまりにも貧乏になっていて、あまりにも病気にかかりすぎるという問題発見の方法は、これすなわち「犠牲者バッシング」の常套手段であるというべきでしょう。

「社会問題としてのエージング」という発想法が「高齢化問題」の議論の出発点になっている事

実に注目しないわけにはいきません。エイジズム研究の第一人者といわれるE・B・パルモアも、「高齢化問題」という問題設定は間違いであるとし、「社会秩序に高齢者を位置づけるのは高齢者を除く我々なのだ。したがって、〈非高齢者問題〉と改名した方がよさそうだ」と提案しています（奥山正司ほか訳『エイジズム――優遇と偏見・差別』、法政大学出版局、六〇頁）。この観点は、あらゆる差別問題が被差別側の問題なのではなく、もっぱら差別側の問題であるとかんがえる私の発想法と共通しています。年をとること（加齢）が社会問題なのではなく、年をとること（加齢）が社会問題であるとする集合的な眼差しの作動をこそ社会問題として再定式化すべきではないかと私などはかんがえます。

たとえば、年をとれば、ニーズに見合った適切な要求に自覚的になるのは人の世の通例だとおもいますが、政策は一般に人間一人ひとりの独自的な要求に反応することはなく、おおむね単に特定の年齢を根拠・基準にした施策の制定にのみ力をそそぐものです。年齢にのみ依拠した社会保障や「高齢者」医療制度などのプログラムは、〈老人〉においては地位・富・権力の喪失が不可避であり、かつそれらの喪失が必要でもあるという前提にたっているようにみえます。その意味では善意の社会政策が、それ自体としてエイジズムの具現であるということもありえましょう。豊かな〈老人〉、健康な〈老人〉、活動的な〈老人〉は、政策的にはむしろあってはならぬ存在だという次第です。

前出パルモアの著書からの孫引きで恐縮ですが、アメリカではすでに一九七〇年代、前記のようなタイプのエイジズムを「新エイジズム」ととらえる指摘があったようです（一七頁）。老年社会学者R・カリシュは一九七九年の論文で、ことに「高齢者」の支援と「高齢者」へのサービスの提供者のなかに、新エイジズムがみられるとのべ、その内容を次のように整理していたとパルモアは紹介していました（Kalish, R., 1979, The new ageism and the failure models., Gerontologist, 19, 398-399）。

①新エイジズムは、もっとも能力が劣り、もっとも健康に恵まれず、もっとも敏捷性を欠く高齢者といった特徴による高齢者のステレオタイプ化をもたらしている。②新エイジズムは、機関と組織による援助を必要とする無力で依存した高齢者として認識する。③新エイジズムは、サービスを受ける高齢者が自らの生活を管理、決定する自由に影響する結果を十分に考慮することなく、サービスの向上のみを奨励する。④新エイジズムは、高齢者が直面する不愉快な様相を強調することによって、社会全体および虐待者をとめどもなく批判する――。

周知のように、エイジズムという概念の初出はアメリカ国立老化研究所（ＮＩＡ）の初代所長ロバート・バトラー（二〇一〇年七月死去）の一九六八年の論文「Agism: Another Form of Bigotry」（Gerontologist, 9, 243）ですが、そこでバトラーはエイジズムを〈老人〉への社会的責任を回避する手段と解釈していたのですが、カリシュは新エイジズムが、「高齢者」への社会的責任の実践過程それ自体のなかにもうみだされるものであると認識したのです。〈老人〉への医療・介護・年金をふくむ社会保障は特別に配慮されるべき質と量の準備を必要とするものですが、その特別の配慮の内容と方向によっては、それ自体があらたなエイジズムを構成する可能性をもつというカリシュの言説にはかなりの留意が必要だと私などもかんがえます。

黒人公民権運動の一九六〇年代のエトスを象徴するバトラーの言説、フェミニズムや若者反乱の一九七〇年代を反映するカリシュの言説という時代区分的なとらえ方がまずは可能であるとおもいますが、私としてはむしろ、いわゆるアファーマティヴ・アクションの両価性（この国の出来事でいえば、同和対策特別措置の両価性）への批判的吐露としてのカリシュ言説を一応は考慮にいれておくべきではないかという感じがいたします。マイノリティ・グループにたいする特別行政がマイノリティ・グループの社会的地位をひきあげながら、同時にマイノリティ・グループに「近代化された貧困」をもたらしたと主張するI・イリイチの所論にも一脈つうじるものがあるともいえましょう。「近代化された貧困」をイリイチが「状況に影響を与える力の欠如と、個人としての潜在的能力の喪失とを結合したもの」と説明したことはあまりにも有名です（東洋ほか訳『脱学校の社会』東京創元社、一七頁）。

ここはかなり微妙なところですが、〈老い〉は論理必然的に他者からの各種のサポートを徐々に必要とする生理的・心理的・社会的な過程であると同時に、それらの要請がこれまた論理必然的に「構造化された依存」を、〈老人〉自身をふくむすべての人びとに自明視させてしまうプロセスにリンクしてしまうという点の認識、それが重要だと私などはかんがえます。この局面は、あらゆる差別問題に通底する社会保障的な〈罠〉といってもよい問題をふくんでいます。

「高齢者」問題という名の社会問題（たとえば家族役割や地位役割の喪失、貧困、退職などはおおむね社会の規則や制度からうみだされます）が社会的に構成されることによって、結果的に、イリイチのいう「状況に影響を与える力の欠如と、個人としての潜在的能力の喪失」、あるいは同じイリイチのいう「廃用化」、鶴見のいう「自己制御装置の崩壊」が、あたかも〈老人〉の宿命的な属性であるかのようにしてとりあつかわれることになる側面も考慮すべきでしょう。その意味で「構造化された依存」という新エイジズムへの対峙戦略をどのような方法でくみたてるか、それが私をふくめて今まさに〈老い〉の過程にあるものにとってはもちろんのこと、すべての年齢階層にぞくする人びとにとっても真剣に考察しなければならぬ課題であるとおもわれてなりません。

しかし、さはさりながら、以上の私の行論がもし曲解されるならば、それ自体としてあらたな「犠牲者バッシング」や社会保障的不作為の合理化策動に連動しないという保障はありません。この点はおおいに注意すべきです。ただ、〈老い〉を無力と孤独の否定的過程としてのみ把握し、〈老人〉に単なる〈被害者・受益者アイデンティティ〉をうえつけるような一切の取り組みがそれ自体としてエイジズムになりうるという憂慮を私は強調しているにすぎないのです。よく知られているように、アメリカの「退職教師の会」とか「グレー・パンサー」などは、むろん、それぞれが〈老人〉のインタレスト・グループではあるものの、ただ単に〈老人〉に直接的に利益になるようなプログラムを要求しているだけではないのです。アメリカのすべての年齢階層にとって有益な教育改革とか刑法改革とか反貧困プログラム等々を進展させるための幅広いアジェンダを設定している事実をみなければなりません。

Ⅲ　世代間葛藤イデオロギーと優生思想

「○肉○食」の○の中に適切な漢字をいれて四字熟語を完成させる時に、「焼肉定食」は間違いか否かなどとわらうのはもう古典的であって、今や「若肉老食」なる四字熟語さえも成立していて、それに「パラサイトシルバー」とルビをふるものであるらしいことをごく最近になって知りました。

ふと書店でその存在に気づき、なんとなく購入したのが『〈若者奴隷〉時代』と題するマンガ本でした（著者は山野車輪、版元は晋遊舎、二〇一〇年一月初版）。その副題が「〝若肉老食〟社会の到来」となっていたわけです。表紙絵は、〈老人〉が若者を奴隷よろしく鎖でつなぎ、大口をあけて「だ・か・ら若者は高齢者に一生貢いでいればいいんだよ！」と豪語し、鎖につながれた若者は「ジジババを殺らなきゃオレたちはこのままなのか!?」と泣き叫んでいる様子。さらにオビには「六五歳の高齢者は二〇歳のキミよりも三九〇三万円もボロ儲け！」とのキャッチ・コピー。きわめて煽情的というべきレイアウトです（この金額は、年金、医療など社会保障の損得勘定を意味しており、いささか過剰計算ではありますが、まんざらウソでもありません）。

作者・山野は小林よしのりの影響下にあるそうですが、小林自身は山野を「下手な政治漫画家」とみなして評価していないという噂をきいたことがあります。さしたるマンガ通ではない私からみても、たしかに下手な政治マンガというほかありません。プロパガンダ風のスローガンが登場人物の口から吹き出しになっていて、人物自身はまったく生きてはいないという、そういうタイプのマンガです（小林は逆に、登場人物は一応生きてはいるが、絵が下手というか薄汚い）。作品の前半は、現在の若者の経済的窮状を各種官庁統計を駆使しておおむね客観的に描写しているので、マンガ的感興の欠落を無視していえば、さほど問題はありません。しかし、後半部分になると、若者の窮状の原因があげて「高齢者」優遇政策にあるという主張以外は何もなく、きわめて退屈になる作品です。作者の分身といえる登場人物の特徴的な台詞のいくつかを以下に紹介します。

「高齢者を介護して得られる〈賃金〉は若者の〈労働力〉や働いた〈時間〉に全く見合っておらず低すぎる。これはつまり若者の貴重な〈労働力〉や〈時間〉が介護を受ける高齢者に搾取されているってことなんだ。介護の現場とは現代における若者と高齢者の力関係の縮図とも言えるね」(一四八〜九頁)。

「高齢者に年金を支給したり税金まで投入して介護するのはハッキリ言って枯れ木に水をやるようなものだ。そのために若い木が、多くのワーキング・プアの若者が放置されてしまい朽ち果てている」(一八九頁)。

「お前たち高齢者は、何も生産せず若者や将来世代を苦しめたあげく日本を滅亡に追い込む寄生虫なんだよ!今すぐ姥捨て山に行って死ね!」(二二〇頁)。

そして、作品の最後部で「高齢者特権を許さない市民の会」という運動団体を登場させて、「若者を奴隷扱いし高齢者ばかりを保護する日本の社会保障制度をたたき壊せ」とシュプレヒコールをくりかえすという算段です(二八四頁)。「高齢者特権を許さない市民の会」は、いうまでもなく「在日特権を許さない市民の会」のアナロジーであって、現に作者・山野車輪は同会の有力メンバーでもあります。

私がはたらいている大学もかなり多数の介護労働者をうみだしていますが、時に私の研究室にやってきてうったえるのは、決まって介護現場の窮状です。実際、厚労省二〇〇六年「賃金構造基本統計調査」によると、福祉施設の介護職員の基本月給は男性（平均三三・二歳）が二二万七一〇〇円、女性（平均三七・二歳）は二〇万六四〇〇円でした。したがって、「高齢者を介護して得られる〈賃金〉は若者の〈労働力〉や働いた〈時間〉に全く見合っておらず低すぎる」という山野マンガの主張は、この点にかぎっていえばただしい。しかし、若年介護労働者の窮状の原因を「高齢者による搾取」にもとめ、介護現場を「高齢者」と若者の「力関係の縮図」とみなす認識はまったくただしくない。

たとえば、介護保険制度の導入が何をもたらしたのか等の政策的な視点は、当然のことに山野マンガには皆無です。介護保険制度における財源構成の変化をみると、従来は公費のみで実施されていたサービスまで制度にくみこまれて、それにまで保険料を充当することが可能になって、実質的に「高齢者」福祉における公費削減がおこなわれるようになった事実にもっとおおきな注目が必要だとおもいます。

あるいは、若年貧困層を特徴づけるフリーター増加の要因の最たるものは、「高齢者」層の職場占有率の高さによるものではなく、もっぱらバブル経済崩壊と企業による労働力非正規化の方針によるものでした。たとえば、日本経団連は一九九五年発表の提言のなかで、労働力を「長期蓄積能力活用型」、「高度専門能力活用型」および「雇用柔軟型」に分類したものでした。要するに、一部の主力正社員以外は派遣、請負の非正規でまかない、人件費を削減し、企業業績を好転させることを提言したわけで、事態が提言どおりに進展したことは周知の事実です。若者が多数をしめるフリーターの年収は平均一四〇万円（橘木俊昭『格差社会』岩波新書）といわれ、国税庁の二〇〇六年調査では年収二〇〇万円以下の給与所得者が一〇二二万人にたっしたということです。生活保護受給世帯は二〇〇九年時点で一二〇万世帯を超えました。「働けば食べられる」という従来の常識が完全な非常識に転化したことがしめされています。

私は、自分の授業で利用するために、内閣府の「国民経済計算」と財務省の「法人企業統計」をもちいて、企業利益（経常利益）と家計所得（雇用者報酬）とをクロスさせ、一九九三年から二〇〇三年までを時系列的に検討してみたことがあります。それによると、一九九七年までは企業利益も家計所得も右肩あがりの相関をしめしていましたが、一九九八年を境に企業利益はおおむね右肩あがりの曲線をえがくのに（ただし、二〇〇一年には一時的にさがります）、家計所得はほぼ一貫して右肩下がりになっていました。すなわち、両者は綺麗に逆相関しているのです。企業は着実に利益をあげているにもかかわらず、まったく家計所得に反映していないという構図が鮮明になったわけです。

民主党政権は鳩山首相時代に、企業の国際競争力を維持するとともに企業の海外流出をとめるという理由で法人税の引き下げに言及したことがありました（菅直人政権になっても、この路線はひきつがれました）。自民党政権時代とおなじ主張ですが、これは言葉は悪いが「盗人に追い銭」の論理以外のなにものでもありません。法人税だけの国際比較をすると、財務省のデータからもあきらかなように、たしかにこの国の法人税はたかい。しかし、企業負担を議論する場合には法人税のみではなく、社会保険料も加味して比較しなければ意味がなく、そうするとこの国の企業負担はさほどたかいものではないことがわかります（だいたいフランスやドイツの七〜八割程度です）。さらにもうひとつの問題は、大企業優遇税制（たとえば、研究開発費の一二%を法人税額から控除できる試験研究費税制控除とか、外国ではらった税金を決算報告時に控除できる外国税額控除など）であって、おおむね法人税の実効税率の一〇%ほどが免除されているのが現実です。税制面からも手厚い優遇・保護をうけている大企業が、労働者にほとんど還元していない実態がよくみえてきます。

いまさら指摘するまでもないことですが、貧困率（所得分布における中央値の五〇%にみたない人びとの割合）を下げるには社会保障を充実させること、それが所謂先進国における常識であります。OECD統計データベースによると、この国の社会保障給付費の対GDP比率は二〇〇三年時点で一七・七%でしかありませんでした。スウェーデン（三一・三%）、フランス（二八・四%）、デンマーク（二七・六%）などにはとおくおよばず、OECD加盟二九カ国平均の二〇・七%にもとどかない低水準。自己責任論をベースとする新自由主義のアメリカやカナダなどをのぞくと、この国の社会保障費の対GDP比は、所謂先進諸国においては最下位にあるといっても過言ではありません。

既述したように、鳩山内閣総辞職後に成立した菅内閣も法人税の引き下げなどと方向違いの政策を立案してはいますが、一方では、従来の公共事業でもなければ規制緩和でもない「第三の道」として医療・介護をふくむ社会保障への予算の重点配分を構想しているようでもあり、その点については一応評価できるのではないか。社会保障の分野を重視することによる雇用の創出、消費の拡大といった波及効果の想定は、現時点ではなおも「捕らぬ狸の皮算用」的なレベルをこえてはいませんが、しかし、あるべき方途をとらえていることは確実です。先にあげたOECD加盟諸国の大部分が公共事業よりも社会保障を重視している点からしても、また、現実の問題としても医療や介護をふくむ社会保障が公共事業よりも雇用・経済効果が高いこともすでにあきらかであり、この構想自体はひとまず国際的な潮流に合致しているといえます。

一五〇兆円にもおよぶ公的年金積立金や二二〇兆円以上もある郵便貯金が、これまで財政投融資という形で特殊法人を経由して公共事業（本質的には私的なゼネコン事業というべきですが）に投入されてきた事実、あるいは年間五兆円にもたっする軍事費（在日米軍関係費用をくわえればさらに高額になる）等々、民主党政権が手がけるべき「事業仕分け」の本丸はそこにこそあるというべきです。あるいはすでに指摘した企業の超過利潤の問題をみても、その一部を社会保険料の負担増としてヨーロッパなみの企業負担率にするだけで、三〇兆円以上をひねりだすことができるのです。菅内閣は、方法をあやまらねば社会保障費の財源を確保できるはずなのです。菅内閣成立直後の『毎日新聞』社説（二〇一〇年六月一〇日）は、この国の社会保障の弱さの理由を「財源の弱さ」にもとめ、消費税引き上げをふくむ国民負担増の議論の開始を提案していましたが、問題は「財源の弱さ」ではなく、「財源を見いだす政策の弱さ」にこそあるというべきです。

たとえば、石川県川北町は二〇〇九年一〇月から、七五歳以上の町民の医療費を無料にしました。厚労省によると、同様の制度の導入は東京都日の出町に次いで全国で二例目だということです。この制度の対象になるのは人口の一割にあたる約六〇〇人。助成の上限は設けず、三〜五年の定住期間のみを条件とし、町の年間支出額は約五〇〇〇万円。初年度の二〇〇九年は国の臨時交付金をあてるが、二〇一〇年度以降は町の一般会計でまかなうことになっており、同町ではさしあたり大型公共事業の予定がないので十分に対応できるということです。同町では、十五歳以下の子どもや一人親の家庭の子（一八歳以下）などを対象にした医療費無料化制度をすでに実施しています。また、同町では「寝たきり老人等介護者福祉手当」を設計しており、在宅寝たきり老人あるいは認知症の人を三ヶ月以上常時介護している人に月額五万円を支給する制度ももうけています。人口六〇〇〇人あまりの自治体ながら、相当きめこまかな施策がおこなわれていることがわかります。この町では文字どおりの「事業仕分け」が福祉重視の方向で実施されているといってよいでしょう。この町のような施策が国家規模で実施されるなら、施策の内容がしめすように、世代間の緊張関係や葛藤は発生するわけがないのです。

以上、手を変え品を変えて縷々のべてきた諸事実をふまえて、山野マンガの意味をとらえかえす必要があるとおもいます。非正規就労者が労働者全体の三分の一をしめ、完全失業者が三〇〇万人を超える苦境が若年層に重くのしかかっている現実を否定することはできませんが、そうした若年困窮者の状況を、あの単純無比な「老人敵論」から説明することができないことはいうまでもないことです。たしかに現在の若年層の雇用環境および経済状態は中高年層に比較して劣悪ではあるのですが、中高年層が若年層への搾取のうえに胡座をかいている事実はありません。たとえば、二〇一〇年版『高齢社会白書』によると、「高齢者」で生活に「ゆとりがある」と回答したのは八・五％に対し、「苦しい」は三倍以上の二六・四％にのぼり、毎月赤字がでていると回答したものも全体の四割にたっしていました。「暮らし向き」への主観的な自己判断でしかありませんが、全体としてウソではないとおもいます。

若者の苦難と〈老人〉の存在との間には基本的に因果関係が存在しないのです。したがって、「高齢者に年金を支給したり税金まで投入して介護するのはハッキリ言って枯れ木に水をやるようなもの」とか「お前たち高齢者は、今すぐ姥捨て山に行って死ね！」などというのは、現実と無関係なイデオロギー、すなわち〈棄老〉の優生思想以外のなにものでもありません。前に引用した老年社会学者パルモアは「アメリカ社会のエイジズムは、レイシズムとセクシズムに次ぐ第三の重要な〝イズム〟であると信じている。というのは、それは老いも若きもすべての人に関わる問題で、基本的な社会政策のみならず、軍事費と連邦政府の歳出がからむ問題であるからにほかならない」〈前書き一三頁〉とのべていましたが、山野マンガは、みてのとおり、伝統的な優生思想によって最新の劣情を組織する新型エイジズムの亜型であって、それ以外のなにものでもないようにおもわれます。

Ⅳ「死の義務」と「死なせる医療」

山野マンガは、結局のところ、〈老人〉には「死の義務」があるという主張に収斂するものでありました。「姥捨て山」の発想は、「死の義務」のもっともわかりやすい実践の例示であったはずです。〈老人〉の「死の義務」という考え方の流れは、一九八四年、アメリカ・コロラド州知事リチャード・ラムによってひきおこされました。彼は次のように提唱しました、「若者世代の犠牲で、高齢病者の残り数年の生活のためのメディカル・ケアに莫大な公的資金を提供するような政策をつづけるよりは、深刻な状態にある高齢病者にはむしろ死を与えるということをアメリカ人は真剣に考慮すべきである。秋には木の葉が落ちるように、高齢者には死ぬ義務がある」と（初出は一九八四年三月二九日付『ニューヨーク・タイムズ』ですが、ここでは下記の文献から孫引きしました。Jack Carter, 1995, Age Grading and Age Stratification., in International Encyclopedia of Sociology, vol.1, p.21）。山野マンガにおける「枯れ木に水をやるようなもの」（この表現は、故・渡辺美智雄が閣僚時代に発した台詞でもありました）という表現のオリジンにもあたるといえましょう（なお、リチャード・ラムは民主党リベラルの中に位置をもった政治家のようです。といって、アメリカのリベラルを笑ってばかりはいられません、この国の改悪臓器移植法についても民主党リベラルのかなりの部分が賛成票を投じた事実があります）。

さらに、一九九七年にはおなじアメリカの生命倫理学者J・ハードウィッグが、単なる医療費削減とはすこし異なる観点から「死の義務」について議論し、それがアメリカでもこの国でも「死の義務」をかたる場合にはかならず引用される状況にあります。いわく、すべての人間には「死ぬ義務」があり、認知症（痴呆）や回復し得ない病気になった場合、人間は延命治療を拒否し、自ら死を選択すべきであるというのです。自立ができず、家族に負担をかけ、その生活をかえてしまうことが現実となった時、「死ぬ義務」がつくりだされるとの主張です（John Hardwig, 1997, "Is There a Duty to Die?" Hasting Center Report 27, No.2: 34-42）。

いわゆる後期高齢者医療制度が実施された直後の二〇〇八年四月二一日、あきらかにこの制度の犠牲になったとみられる親子心中事件が山形市で発生しました。母親（八七歳）を絞殺した次男（五八歳）が首吊り自殺をとげてしまったらしいのです。報道によると、数年前に父親がなくなった後、母親は次男と二人暮らしをしてきたが、母親は高齢ゆえに脚腰がわるく、八五年九月に入院、事件の五日前に退院したものの、認知症もでていたらしい。次男は数年前から、母親の介護をするため近くの蔵王山中の牧場で臨時職員としてはたらいていたが、豪雪の冬場には仕事がなく、母親のわずかな年金を生活費にまわしたり、入院費をなんとか工面するなどギリギリの生活状態だったそうです。次男は近所の人たちに「(新医療制度で)母親の年金から保険料が引かれると生活が苦しくなる」とはなしていたといい、また、地区の民生委員にも「新制度で保険料が上がったし、再入院するには、医療費も上がり、大変だ」とうったえていたということです(『河北新報』二〇〇八年四月二一日付)。

現行制度との違いは、すでに周知のように、被扶養者をふくめてすべての後期「高齢者」が保険料の負担をもとめられ、その大多数が年金天引きで保険料を徴収されるところにあります。年金月額わずか一万五千円以上で天引きされ、それ以下では自分で納入する義務があります(保険料額は平均月額六千円で、平均四千九十円の介護保険料をあわせると、一万円を天引きされることになります)。以前は保険料を滞納しても保険証を取り上げられることはなかったのに、新制度ではとりあげられるのです。

「後期高齢者」を「長寿」といいかえても、その事実の残酷さに変化はありません。いずれにせよ、その意味するところは、「もう後がない老人に医療費の支出はみとめない」という国家の意思の表出でありましょうし(実際、医療機関に支払われる診療報酬は月額六千円ほどに制限されるようなので、後期「高齢者」が手厚い診療をうけられなくなるのは必定であります)、「役立たずは、はやく死ね」という国家の指示でありましょう。

後期高齢者医療制度の趣旨は、当局の説明によると、「後期高齢者の心身の特性におうじた医療サービスの実施」ということになっていますが、実質は「高齢者」の心身の特性（つまり老化現象）を理由に「高齢者」の医療を制限するところにその本質があります。結果は明白であって、ことに貧しい「高齢者」ほど保険料が高くなる仕組みになっており、現に厚労省が二〇〇八年六月に公表した「長寿医療制度創設に伴う保険料額の変化に関する調査」によると、年金収入一七七万円以下では三九％の人が、年金収入一七七万円超〜二九二万円未満では二五％の人が、年金収入二九二万円以上では二二％の人がそれぞれ保険料の上昇を経験したことがしめされたわけで、低所得者層ほど保険料があがったことは明白なのです。厚労省の調査結果が厚労省の見解を完全にうらぎっているといわざるをえません。

こうした弱者排除の後期「高齢者」医療制度のなかの極めつけが、すでに言及した「後期高齢者の心身の特性に応じた医療サービス」としての〈後期高齢者終末期相談支援〉です。二〇〇八年一月、厚労省の中央社会保険医療協議会があきらかにしたもので、簡単にいえば、七五歳以上の「終末期」の患者が医師と相談して、延命治療の要否などの希望を文書などでしめす「リビング・ウィル」を作成すると、病院などに診療報酬（点数二〇〇点）が支払われるというおそるべきシステムの導入です。

診療報酬は、医療行為の公定価格です。つまり、この国はついに延命治療の非開始・中止（消極的・積極的安楽死の実施といいかえてもよろしい）に診療報酬をしはらうことによって、本質的にはいかなる意味においても治療的な意味をもたない「治療の非開始・中止」を正式に実質的な医療行為と認定したことになるわけです。また、後期「高齢者」への医療制限とは、とどのつまり、後期「高齢者」をして自らの生命を短縮させることであり、医師や医療機関はその生命短縮の慫慂によりいくばくかの収入増を実現できるばかりか、刑法上の訴追からもまぬかれうるという仕儀です（この後期「高齢者」終末期支援相談という名の〈消極的・積極的安楽死〉制度の本質は、対象が病弱・障害「高齢者」であれば、殺しを公費で推奨するところにあり、これにはさすがに世の批判が集中したため、二〇〇八年七月からひとまず凍結されて現在にいたっています）。

後期「高齢者」医療制度は、民主党政権の発足によって、二〇一三年度末に廃止され、翌年から新制度に移行することになりましたが、新制度の内容がいかなるものになるかについてはまだ明確には見通せません。しかも、「枯れ木に水をやるようなもの」（山野マンガ）や「秋には木の葉が落ちるように、高齢者には死ぬ義務がある」（リチャード・ラム）などのイデオロギーが早急に消滅するともおもえないのです。「生きるに値しない生命」とみなすイデオロギーの一つの具体的な展開を政治哲学者・秋葉聡は「死なせる医療」の中にみてとっています（「八木晃介さんの〈呼吸器外しは殺人〉にふれて」『ゆきわたり』第四二一号、二〇一〇年五月二〇日、子供問題研究会、一四頁）。後期「高齢者」医療制度が仮に変革されても、この「死なせる医療」に根本的なメスがはいらぬかぎり、伝統的エイジズムも新型エイジズムも無傷のままに生きながらえることでありましょう。

Ⅴ　マージナリティとしての〈老人〉、その可能性——「結び」にかえて

私は本稿において、まず「構造化された依存」にたいする批判を展開しました。社会的出自、階級・階層、ジェンダー等々から生じてくる人生後期の諸問題を最小化したり、補強したり、悪化させたりする原因がどのようなタイプの社会政策や社会保障からうみだされるのか、それをまずかんがえねばならないという問題意識にたってのことでした。もちろん、社会政策や社会保障は必要なのですが、それが〈老人〉の中に「構造化された依存」、そして、それにもとづく「構造化された無力」を結果するならば、私としてはやはりそれをもエイジズムとして批判しなければならないとかんがえるものです。それは、まさに老境にはいりつつある私自身が、単なる〈被害者アイデンティティ〉や〈受益者アイデンティティ〉にしがみつくグロテスクなありようを鏡に映した時にかんじるであろう嫌悪感（感情的および思想的な）からのきわめて即自的な反応というべきものです。〈老い〉のプロセスが私に損害をもたらしてはならないし、利益をもたらしてもならない、そういう現実的にして倫理的な想念といえるかもしれません。

被害者にも加害者にもならないという物言いは、しばしば若年層との関係において取り沙汰される言及方法ですが、しかし、私としてはそうした言及方法自体を否定したいのです。社会的資源を要求しての世代間葛藤が社会問題として醸成されるかぎり、「山野マンガ」が一定の影響力をもち、やがてはそれが〈老人〉の「死の義務」観念を刺激し、さらには「死なせる医療」に市民権を

あたえるうえで一定の役割をはたすことになるのは火をみるよりもあきらかであるからです。

私事ながら、私は二〇一〇年三月、六五歳にたっしたので定年退職となり、四月以降、専任教授から特任教授に立場が変化しました。このままでいけば、七〇歳まで一年ごとの更新で特任教授をつづけることができます。専任から特任に移行すべきか、それともきっぱりと身をひくべきかどうか、私自身はそれなりになやみました。特任は給与が「ケタ落ち」の非正規就労であるとはいえ、私がその位置につくことが新進の研究者の職をうばうことになるのではないか、と。しかし、いまや大多数の大学で普遍的にみられる現象ですが、私がはたらいている大学でも、新規採用教員の大部分は正規であれ非正規であれ、三年ないし五年の「任期付き」と相場が決まっているわけです。つまり、ここには世代間葛藤などは存在せず、存在するのは雇用側の論理だけです。むろん、個人的諸状況を無視する強制退職制＝定年制の差別的な理不尽への問題意識も私にあったことは事実ですが。

世代間葛藤についていえば、既述のように、〈老人〉処遇のすべての政策は、年齢ベースではなく必要ベースの基準に移行することによって解決が可能です。つまり、どの年齢集団も年齢のみを根拠にした資格付与を要求できず、それぞれの年齢集団に固有の必要ベースをこそ基準にすべきではないかとかんがえるわけです。もしもこのような発想にたちきることができれば、〈老人〉は自分たちへの支援をすべての年齢階層（子どもをふくむ）の利益にかなうプログラムに拡張することができますし、また、大部分の青壮年が〈老人〉支援プログラムを積極的に是認するであろうことが十分に予測されるのです。

仮にそうした若年層／老年層の相互理解的な関係が成立するならば、社会学者・白波瀬佐和子がいうような「社会保障を支える若年層（現役世代）と社会保障の恩恵を受ける高齢層（引退世代）の世代間バランスが崩れ、互いに反駁する関係が想定される」（『少子高齢化社会の見えない格差』東京大学出版会、一八一頁）といった環境は克服されるにちがいありません。それにしても「社会保障の恩恵を受ける高齢層（引退世代）」と表現する社会学者や、「10代のわかものたちは〈人生の頂点〉をいきているという実感をもっているのではないか?」などとノーテンキに表現できる社会学者（ましこ・ひでのり『たたかいの社会学』三元社、一七六頁）など、世代間葛藤を自明視しているようでもあって、おなじ社会学をまなぶものとして私はおおいに困惑します。

〈老い〉のプロセスは一般に、達成と喪失の二重過程としてとらえられますが、私としては〈老人〉をマージナル・パーソンとして位置づけたいとおもいます。〈老い〉は病気ではないが、健康そのものでもない。〈老人〉は職業からは引退する（させられる）のではない。マージナリティ（境界性）は、帰属性が不明確ゆえに、生活そのものから引退する（させられる）のではない。マージナリティ（境界性）は、帰属性が不明確ゆえに、かえって独特な特性を人間存在に付与するものです。マージナル・パーソンがもつ社会学的な意味での〈強さ〉は、みずからの境界的位置に立脚する（居直る）ことによって中心的価値秩序を比較的容易に相対化できるところにあります。

前に引用した政治社会学者・栗原彬は、世の支配的価値秩序によって客体化されがちな〈老人〉がさまざまな「離脱の戦略」を駆使して自らを主体化する方向性について議論を展開しており（前掲書、五三～六頁）、私はかなり賛同しました。なかでも、永井荷風や金子光晴などにみられる「不良老人としてシステムを離脱する生き方」や、「老人たちが〈老人族〉という〈民族〉を作ってシステムを内破する離脱の方式」などは、まさに私のいうところの「マージナル・パーソンとしての老人」のイメージにリンクします。近代という時代が〈老人〉を〈高齢者〉として析出したのだとすれば、〈老人〉は〈高齢者〉を析出した近代そのものを根本的に疑わないではいられませんし、とりわけ近代を特徴づける生産力主義（これが〈老人〉のすべての不幸の始まりです）を相対化しないではいられません。いうまでもなく、〈老人〉は近代からの報償をうけて〈老人〉になっているけれども、同時に〈老人〉はその近代そのものによって疎外されているのです。まさに〈老人〉存在のマージナリティこそがエイジズム打破の根源的なエネルギーの源ではないかとさえ私にはおもわれるのです。

また、〈老人〉はみずからのマージナリティに自覚的になることによって、他のマージナルな人びと（たとえば、病者、障害者、女性、子どもetc.）の存在に敏感になり、それゆえにそうした人びととの連帯をはかることも可能になるはずです。単なる「被害者アンデンティティ・受益者アイデンティティ」を主軸にした結合ではなく、マージナルな境涯にあるもの同士として新たな価値観をさぐりあっていく、そのような自律共同型のネットワーキングを私はイメージします。このことを、いわゆる前期「高齢者」一年生たる私自身の今後の行動綱領としてうちたてたいとおもいます。

第三章　逸脱の医療化と医療の逸脱化

Ⅰ　はじめに

私は自分の近著『健康幻想の社会学』（批評社、二〇〇八年）の一部で、現今の〝禁煙ファシズム〟ともよぶべき常軌をいっした社会統制（それは「ニコチン依存症管理料」という名の診療報酬をともなう）の展開を、医療社会学のキーワードのひとつになっている「逸脱の医療化」の具体例として説明しました。このいささか非常識にみえる議論についての世人の反応を私はそれなりに気にしていましたが、予想外に好意的なものがおおかったようにおもいます。評論家・芹沢俊介による書評（『読売ウィークリー』二〇〇八年一二月一四日付）や、私自身がシンポジストとして同様の趣旨を発表した日本社会臨床学会総会（二〇〇八年六月一四日・東京八王子市）における他のシンポジストやフロアの受け止め方もおおむね私の議論に賛同的であったととらえています（このシンポの模様は同学会誌『社会臨床雑誌』第一六巻第二号に再現されています)。

逸脱の医療化とは、簡単にいえば、各種の逸脱行動をそれぞれ病気または病気の徴候と定義してレッテルをはる実践を意味します。喫煙行動についていえば、喫煙がひきおこすかもしれない各種の癌や心臓血管系の疾患はもとより、喫煙それ自体をも逸脱行動として、つまり純然たる病気としてカウントするということです。喫煙には習慣性や依存性があり、また各種疾患の引き金になりうる可能性があることは昔からしられていましたが、しかし、これまでは喫煙をそれ自体として病気と定義する認識などありませんでした。それがここにきて、喫煙習慣それ自体を生活習慣病カテゴリーにふくめる決定がなされたわけです。

つまり、あらたな定義の出現は、あらたな社会的な医原病の出現を意味するのです。もちろん、当局が主張するように、かりに禁煙治療が医療費の節約などに貢献すれば、〝喫煙病〟は社会的に機能的な医原病と認定されるのかもしれませんが、しかし、問題はそこにはありません。問題は、いかなる振る舞いが逸脱と判定され、それを誰がコントロールするのかという事柄が、すべて政治的な行動にかかわっているという点にあります。政治的な行動という曖昧な表現をもうすこし限定すれば、医療における社会統制のタイプというものは、医療が社会規範や社会秩序の首尾一貫性を守護するために機能する方法(社会統制)として具現するということなのです。

たとえば、喫煙習慣が〝喫煙病〟として定義され制度化されると、〝喫煙病〟という定義は医療においてはもちろんのこと、法律においても半永久的なものになります。早い話が、私の居住する京都市内中心部の禁煙指定区域で喫煙すると、まわりに誰もおらず、誰にも迷惑をかけない場合でも、監視員に摘発された喫煙者は過料千円の憂き目にあうことになっています。このことは結果的に、国家が医療専門家に犯罪行動への部分的な司法権力をあたえたことを意味するわけです。

逸脱の医療化のもうひとつの側面について、私は前著『健康幻想の社会学』において、「犠牲者バッシング」の問題をとりあげておきました。これは「社会問題の個人化」という問題領域です。社会問題というかぎり、常識的にかんがえて、それは社会構造とか社会制度などとの関連性や規定性においてとらえられるべき問題なのに、個人の問題の中におしこむやり方です。今様の言い方をすれば、いわゆるネオリベラリズムの中心的な言説ともいうべき「自己責任論」に収斂する性格をもつ議論でもあります。

かんがえてみれば、喫煙習慣についてもアルコール依存についても、はたまたメタボリック・シンドロームについても、これまで膨大な疫学研究がつみかさねられてきました。研究結果は、これらの症候がほとんど例外なく階層性との強い相関性をもつものであることを証明してきました。しかし、この証明された疫学的事実はほとんど議論されることなく、もっぱら〝生活習慣病〟という一見価値中立的な、しかし、本質的にはきわめてイデオロギー的な語彙によってのみ説明され、ことごとく生活習慣のみだれた個人の責任に帰せられてきたのです。このことは、子どもの低学力や家庭内での児童虐待などとの相関性、否、もっともふかい因果性をもつものが実は保護者の低収入と低学力であることがすでに実証されているにもかかわらず、文部科学省も厚生労働省もそのことにはほとんど言及することがないという事実となにほどかリンクしているようにもおもわれます。

逸脱の医療化を「犠牲者バッシング」や「社会問題の個人化」にむすびつけることは、すでにみたように、逸脱行動の非政治化という局面につながったし、場合によってはアサイラム的な規律訓練型の統制にもつながったとおもいます。医療の専門家がある人をひとたび「病気」であると診断すれば、その人の個人的な関心とか一定の抵抗とかを状況的に深刻な問題へのその人の反応としてかんがえる必要はなくなり、「逸脱者」としていわば非合法化すればすむということにもなりかねないのです。

したがって、逸脱の医療化は、実のところ、医療の逸脱化ともリンクしているというべきです。医者の仕事は病気をなおすことだけではなく、診断をつうじて社会的に承認された病気や病人をつくる仕事でもあります。その過程が社会統制や国家利益への奉仕にかたむく時、それにみあった形で病人と病気とが新たに「構築」されていくことになるわけです。このように「医療化」の概念は、医療専門家の権力とイデオロギー支配の問題を焦点化するものであるだけに、非常に価値のある概念としてここではとりあつかいます。本稿では、逸脱の医療化と医療の逸脱化の複合現象を、現実に生起するあれこれの個別イッシューを合わせ鏡にしながらよみといていこうとかんがえています。

Ⅱ 逸脱の医療化と社会統制

そもそも社会学が「異常」や「病理」というよりは「逸脱」の用語を選択するのは、それによって、いわば「規格からはずれた行為」を価値中立的に認識できるとかんがえたからにほかなりません。場合によっては、常軌をいっした「逸脱行動」に時代を先取りする積極的で革命的なもの（つまり、社会変動の発火点）があることも事実であって、それをも「異常」「病理」としたのでは、それこそ社会学のイデオロギー性が根本的にとわれることになりましょう。私としては「能動的逸脱論」をさえ構想したいとおもいますが、ここでの文脈にはそぐわないので割愛します。

逸脱というものは、一般に、文化的な価値や規範の存在を主張するものです。つまり、「悪」がなければ「善」もないのが道理であって、逸脱は道徳（性）を定義し、それをサポートするために必要なのです。したがって、逸脱にたいして反応することは道徳的な境界を明確にすることであって、誰かを逸脱者と定義することによって「善」と「悪」の間に境界線を設定することになるわけです。そして、多少とも社会学者Ｅ・デュルケーム流にいえば、逸脱（たとえば、犯罪）に反応するということは人びとを結合にみちびくこと、つまり社会統合につながることを意味します（『社会学的方法の規準』および『自殺論』参照）。このようにかんがえると、逸脱者とその逸脱行動が社会のどの部分にたいして機能しているのかがみえてきます。いかなる逸脱行動も当の逸脱者にたいして逆機能をふくめて機能していることは当然のことですが、それ以上にいわば統制側にたいして機能している事実にこそ注目すべきだと私などはかんがえています。犯罪にたいして団結してあたるのは犯罪者側ではなく、統制側なのであって、端的にいえば、逸脱の消滅は（そういうことはおこりえませんが）統制側にとってのピンチを意味します。

問題は、何が「逸脱」なのか、逆に何が「同調」なのかの判断基準です。当然のことに時代がかわれれば判断基準はかわりますし、また文化によっても判断基準はかわります。しかし、まったく判断基準がないわけでもありません。ふたたびデュルケームの発想にもどると、「ある行為は、それが集合意識の強力かつ明確な状態を侵すとき犯罪的である、ということができる」のです（田原音和訳『社会分業論』青木書店、八二頁）。ここでいう「集合意識」は「共同意識」とも「社会意識」ともいいかえうるもので、要するに、おなじ社会の成員たちの平均的に共通なさまざまな信念と感情の総体をいいます。したがって、ある行為がもともと犯罪的であるから集合（共同）意識を傷つけるというわけではなく、その行為が集合（共同）意識をそこなう場合に犯罪的だといわざるをえなくなるわけです。デュルケームは「われわれは、それを犯罪だから非難するのではなく、われわれがそれを非難するから犯罪なのである」と託宣しました（同上、八二頁）。つまり、ある行為は社会によって排斥されるからこそ社会的に「悪」なのであって、それ以上でも以下でもないという次第です。徹底的にプラグマティックな発想法ですが、社会学的にはごく自然なとらえ方だと私はおもいます。

デュルケーム流の発想法をもうすこし一般化すれば、逸脱とは、人びとがそれを逸脱だとかんがえるところのものである、ということになりましょうか。同義反復的でまことに主観的な定義というほかありませんが、しかし、問題になるのは「それを逸脱だとかんがえる」人びとの存在があるという事実です。いかなる人びとがどのような方法で逸脱を定義するのか、それがとわれるのです。

如上のデュルケームの発想法は、周知のように、のちに逸脱行動を理解するうえでもっとも重要な取り組みのひとつになったラベリング論にひきつがれました。ラベリング論では逸脱を、個人や集団の一連の特性としてではなく、逸脱者と非逸脱者との間でしょうじる相互作用のプロセスとして解釈します。ラベリング論の理論的な価値は、どのような行為も本来的に逸脱性や犯罪性をゆうしているわけではないという観点から出発する点にあると私などはとらえています。ある一定の状況下において、なぜある特定の行為が、あるいはなぜ特定の一部の人が、逸脱行為や逸脱者のレッテルをはられるようになるのか、その点の理解が肝要なのです。現代イギリスの社会学者A・ギデンズは、この仕組みについて次のように端的にのべています。

「法や秩序が有する強制力を代表する人びと、つまり因習的な道徳による定義づけを他者に課すことのできる人びとが、ラベリングの主要な源泉となる。したがって、逸脱という範疇をうみだすために用いられるレッテルは、その社会の権力構造を表示しているのである」（松尾精文ほか訳『社会学』而立書房、一三五頁）。

逸脱のレッテルがその社会の権力構造を反映しているということは、がいして、富者が貧者に、健常者が障害者に、男性が女性に、医者が病者にたいしてレッテルをつくりだしているということにほかなりません。ギデンズは「犯罪行為の定義づけは、権力を握るものが、法律の制定と、警察や裁判所、矯正施設によるその法律の解釈をとおして確立するのである」（同上、一三七頁）と明確に記述しています。犯罪や逸脱がレッテル貼りによって構築されるというラベリング論の見解にたいする批判がないわけではありませんが、犯罪や逸脱の状況論的な解釈にたいしておおいに貢献するものであることだけは確実だとおもいます。なにも「異常」のない人が、後で一定の制裁をうけるような行為を、それがわかっていながら何故つづけるのか、といった問題をかんがえるうえでもラベリング論はそれなりの有効性をもっています。

レッテル貼りの要諦というか、その前提になる作業の中心は何かということになると、それはもう「定義」という問題に逢着しないわけにはいきません。逸脱の医療化としてかたられる現象をみる時、本来的にはそれ自体が病気とはみなされない症候であるがゆえに「定義」が必要になり、そのもっともらしい「定義」に立脚してレッテル貼りがおこなわれるわけです。もちろん、「定義」とそれにもとづくレッテル貼りがすべて無根拠なものであるというわけではありません。ある種の状態を「病気」として定義し、それに一定のレッテルをはるようにする動機づけ、または強制というものが、やはりあることはあるからです。それは何かといえば、社会学者T・パーソンズが一般化した「病者役割」と、もうひとつはそれに関連する病者・医者の両者をおおう「治癒への願望」といっていいとおもいます。パーソンズの「病者役割」概念は、ここでの文脈ではさほどの意味をもつものとはいえませんが、参考のために骨子のみ紹介しておきます。つまり、病者は、①正常な社会的役割の責務を免除され、病気という状態に責任をとらなくてよい。②病気の状態は条件付きで正当なものとみなされる。③回復しようとする義務をおう。④援助の必要性を受容し、援助者（医者など医療従事者）に協力する義務がある、などの役割期待のもとにあるというわけです（佐藤勉訳『社会体系論』青木書店、四三二頁）。

パーソンズの「病者役割」概念は、一言でいえば、徹底的な価値コンセンサスのモデルです。というのも、パーソンズの含意としては、医者が病気の診断と治療を支配する絶対的な権限をもっており、それゆえに病者の役割を定義し、病者がその役割のなかに参入していくことをつうじて医者が社会統制のエージェントとしてたちはたらくことを当然とする、そのような視点があるからです。要するに、パーソンズはアメリカ社会の価値観（アメリカン・ドリーム）の中に健康問題を位置づけるがゆえに、その自明の帰結として医者が病気をつくりあげることをも当然視することになるともいえるわけです。

とはいえ、何が健康で何が病気であるか、何がノーマルで何がアブノーマルなのかをきめるのは、そうそう簡単なことではありません。たとえば、パーソンズは「健康とは、個人が社会化されるにつれて担う役割と課業を効果的に遂行しうる能力の最適状態と定義されよう」としるしています（武田良三監訳『社会構造とパーソナリティ』新泉社、三六一頁）。つまり、健康は社会システムへの個人の参与に関連して規定されるものだという次第です。その点ではＷＨＯ（世界保健機関）による健康定義とは少々おもむきを異にしますが、しかし、ＷＨＯによる「健康とは完全な肉体的、精神的、社会的福祉の状態であり、単に疾病または病弱の存在しないことではない」という極端に幅ひろく曖昧な定義との間に親和性があるのも事実です。

幅ひろく曖昧な定義は、あたりまえのことですが、言葉の真の意味での定義にはなりえません。実際のところ、健康なるものは空洞化された無実体なのであって、それを定義するのはキャベツの皮をむく作業にひとしいといわねばなりません。別の言い方をすれば、健康は病気や障害といわれる状態の残余概念でしかないのです。しかし、あえてこの空洞化された無実体の健康を定義しようとすれば、パーソンズやＷＨＯのような方法をとらざるをえず、したがって、医者をはじめとするヘルスケア・システムは伝統的な肉体的な徴候はもちろんのこと、貧困や飢餓や無教育といった社会問題から不平不満といった精神状態にいたるまで、非常に多様で雑多な諸問題にまで治療の対象をひろげざるをえなくなるわけです。これが社会の医療化の一方の現実だとおもいます。

このように健康を定義するということがきわめて曖昧で困難な作業になるということはみやすい事実ですが、それならば、病気の定義はどうかというと、こちらも非常にむずかしい作業になります。私自身は拙著『健康幻想の社会学』の中で、いわば病気の規範モデルに若干肩入れする立場を選択しました。簡単にいえば、何が病気であるかということは、特定の文化が何を価値あるものとかんがえているかに依存しているという考え方です。いいかえれば、病気の概念が文化的価値と社会的価値をむすびつけるのではないかという発想法です。

規範モデル以外に、統計学モデルというものもあって、もしかすると現在でもこちらの方が猛威をふるっている可能性があります。この考え方のベースは、病気というものを統計学的な逸脱として理解しようというものです。なにせ客観的な数字でしめされるので、ある程度まで価値判断から自由でいられるという魅力があります。しかし、正規分布の両端が標準からの偏奇としてとらえられる傾向があるので、たとえば極端に天才的な知性などは、このモデルにしたがえば「病気」とカウントされてしまいかねません。かりに生体に一定の機能不全や機能喪失があっても、それがその生体を全体として損傷する原因になっていない場合（「生活習慣病」という薄気味悪い用語でかたられる領域は大部分この範疇にぞくします）、そのような状態が病気なのかどうかについては、規範モデルはつかえても、統計学モデルなどはつかえません。

日本語に「病気」「疾患」「疾病」などという言葉があることは誰でもしってはいるけれども、その使い分けを意識する人はほとんどいません。当然のことであって、これらの用語はどれも同じ意味内容をもっているからです。試みに『大辞林』をみると、「疾患」は「病気」と説明され、「疾病」は「病気・疾患」と説明されています。英米語でも、やはり「disease」「illness」「malady」といった類似語があります。こちらも日常会話においてはほとんど区別を意識することはないようですが、医療社会学などでは若干区別を意識してもちいることもあるようです。だいぶ前に何かの文献でみた記憶を再現するだけなので、出典を明示できませんが、たぶん次のように区別されていたはずです。「disease」は、生体における通常機能の損傷という経験的な視点を意味し、「illness」は、社会にとってのぞましくない状態の規範的な特性という点をふくみ、「malady」はもっと包括的な概念で、病気や死や障害や痛みからくる苦痛が増大してリスク状態にあることを意味すると説明されていたようにおもいます。少々記憶があやしいのではっきりとは断言できませんが、だいたいそのような説明になっていたとおもいます。私が最近手にした文献でいうと、臨床人類学者A・クラインマンの『病の語り・慢性の病いをめぐる人類学』(江口重幸ほか訳、誠信書房)では、「disease」は医療側が診断する「疾患」を意味し、「illness」は患者側固有の体験(「病い」)を意味するというように区別されていました(六一～三頁)。

ここで何をいいたいのかというと、これらの病気にかかわる言葉を私たちは日常においてほとんど区別して意識することがないけれども、否、区別して意識しないがゆえに、「disease」「illness」 「malady」のすべてをヘルスケア・システムが治療してくれると期待し、その期待がまことに非現実的なレベルにまでこうじてしまうという問題です。まさに〝健康幻想〟はここに発端するといっていえなくもありません。

以上にみてきたように、「健康」と「病気」がどちらもとらえどころのない曖昧な概念規定のもとにあるために、人間のかなりおおくの行動のうち、社会から歓迎されないもの＝逸脱が「病気」として定義されてきたのです。たとえば、アルコール依存が「精神疾患」のカテゴリーにくわえられたのは比較的最近のことであって、それ以前は日本では道徳的欠陥とかんがえられることがおおく、西洋では神への罪といったとらえ方が支配的でした。すなわち、以前は慢性アルコール中毒とよんでいたものを、ＷＨＯが一九七五年に「アルコール依存症」とよぶことを提唱し、以後、治療されるべき病気と定義されました。それ以降、さまざまな嗜癖が「依存症」と定義され、冒頭にふれた「ニコチン依存症」もその仲間にくわえられるようになったのです。くりかえしますが、以前なら単なる自己管理力の欠如とか多少エキセントリックな振る舞いととらえられてきた行動が、社会に歓迎されない行動＝逸脱と診断されるようになり、医療専門家によって治療され、その治療によって行動変容を実現すべき「病気」と定義されるようになり、それにともなって治療法も変化・発展してきたという流れです。

現在にあっても、医療現場においてはパーソンズ流の「価値コンセンサス」モデルが支配的であるために、医療化がある種の権力作用をもつものであることがしばしば隠蔽されているのが実態です。というよりも、医療化が権力作用の正当化のシステムになっているというべきでしょう。

なにしろ医療の強制力は医学的逸脱名称をあたえられた本人の利益にかなう形で作用するものであると、医療側はもちろん患者側もア・プリオリにしんじているのですから。かりに患者側が医療過程への異議申し立てをおこなおうとしても、権力作用の本質として、おおむねそのような異議申し立ては無化されてしまうのです。

Ⅲ メタボ健診と治療帝国主義

昔、人びとは身体の危機にさいして医療専門家の援助にたよらざるをえませんでした。そういう場合には、おおむね「病気」なるものが明確に存在しました。しかし、WHOの定義にあるように、もし「健康」なるものが「病気の不在以上のもの」であるとすれば、医療専門家をふくむヘルスケア・システムは単に病人をなおすだけではなく、それ以上のことをしなければならなくなるわけです。

私は前著『健康幻想の社会学』において、人間ドックの受診者のうち「異常なし」の託宣をえられる人は二割弱にすぎないとしるしましたが、最近のデータをみると、「異常なし」はさらに減少しています。二〇〇九年一月に日本人間ドック学会が発表した『二〇〇八年人間ドックの現況』によると、二〇〇八年に人間ドックを受診した約二九五万人のうち「異常なし」または「軽い異常で問題なし」と判定された人はあわせてわずか九・六％にしかすぎませんでした。九割以上の受診者が「要経過観察」「要治療」「要精密検査」など病気または病気予備軍と判定されたことになります。ちなみに、一九八四年には「異常なし」＋「軽い異常で問題なし」が二九・八％だったということですから、この国の人びとはこの四半世紀ほどの間に極端に不健康になったようにみえます。

この国の人びとの健康度が急速に悪化しているととらえる日本人間ドック学会ですが、健康度悪化の理由として、①ドック受診者の高齢化②社会環境悪化によるストレス増③食習慣の欧米化と運動不足等といった常識的な所見のほかに、④専門学会による病態識別値の採用をあげている点には若干の注目が必要です。近年、あいついで日本動脈硬化学会、日本糖尿病学会、日本肥満学会、日本通風・尿酸代謝学会などがあらたな検査値のガイドラインを発表し、それらが特定健診の判定値としても採用されていることはよくしられています。日本人間ドック学会でもこれらの学会の判定基準を採用しているのですが、問題は肥満の判定はやはり体格指数（ＢＭＩ）に加え腹囲を採用し、また従来の基準値よりもきびしい基準を採用している点にあります。

日本人間ドック学会の発表では、異常項目の上位は①高コレステロール（二六・四％）②脂肪肝を含む肝機能異常（二六・二％）③肥満（二六・一％）などとなっていました。しかし、『毎日新聞』（二〇〇八年三月二九日付）によると、「脳卒中や心筋梗塞の発症の危険性を高める〈悪玉〉とされるＬＤＬコレステロールは、低いほど死亡率が高まることが大櫛陽一・東海大教授らの疫学調査で分かった」とのことです。従来のＬＤＬ判定基準では男女とも血液一dℓ中一二〇㎎以下とされていましたが、大櫛らの疫学調査では、ＬＤＬ値がもっとも低い群（七九㎎以下）が男女とももっとも死亡率が高く、男性では死亡率がもっとも低い群（一四〇〜一五九㎎）の一・六倍、女性でも死亡率がもっとも低い群（一二〇〜一三九㎎）の一・三倍になっていたということです。大櫛は調査結果から、

ＬＤＬ値の適正範囲を「男性一〇〇～一八〇㎎」「女性一二〇㎎以上」と提案しましたが、この提案の当否はともかくとして、従来の常識がかなりの程度まで非常識であったことだけはかなりはっきりしてきたとおもわれます。コレステロールは人体に必須の物質であって、これがすくなければ免疫機能を阻害し、結果的に死亡率をたかめるという推論は十分になりたつはずです。

また、『読売新聞』（二〇〇八年三月三〇日付）には「指針作成医九割へ寄付金・国公立大、製薬企業から」とセンセーショナルな見出しのつけられた記事が掲載されていました。要するに、高血圧、メタボリック・シンドロームなど主要四〇疾患の診療指針を作成した国公立大学医学部の医師の約九割が、その疾患の治療薬を製造・販売する製薬企業から寄付金を受領していたというわけです。二〇〇六年度の場合、四八の国公立大学の医師や講座への寄付金の総額は約二六二億円、このうち製薬企業は約六〇%をしめ、もっとも多い製薬企業の年間寄付金総額は約一一億円だったということです。寄付金額は、いわゆる生活習慣病関連の指針でとくにおおく、二〇〇八年からはじまった国の特定健診・特定保健指導のもとになる「メタボリック・シンドロームの定義と診断基準」（二〇〇五年作成）の場合、作成委員会のメンバーのうち国公立大の医師一一人全員に二〇〇二～二〇〇四年の三年間で、高血圧の治療薬メーカーから計約一四億円が寄付されたということです。また、二〇〇四年発表の「高血圧治療ガイドライン」には、九人の委員全員に〇二～〇四年に計約八億二千万円、二〇〇七年の「動脈硬化性疾患予防ガイドライン」にも四人の委員全員に三年間で計約六億円の寄付が治療薬メーカーからあったと報道されていました。

医療専門家、製薬企業、それに厚労行政の癒着はつとに指摘されてきたところですが、診断・

治療基準の作成に製薬企業が金銭的にかかわっている事実をここまで明確にしたのは、上記『読売新聞』報道が最初ではないかとおもわれます。日本高血圧治療学会は二〇〇九年にも「高血圧治療ガイドライン」を改訂しましたが、その重要なポイントのひとつに、心血管病の危険因子としてメタボリック・シンドロームをおおきくとりあげていました。そこでは、メタボリック・シンドロームはリスクの高い危険因子とみなされ、メタボリック・シンドロームをもっていると正常値血圧でも中等リスクに層別化されるとしました。そして、メタボリック・シンドローム合併高血圧の治療では、インスリン抵抗性改善やおおくの大規模臨床試験で糖尿病の新規発症抑制効果が報告されているARBおよびACE阻害薬の使用を推奨することにしたのだそうです。

『日本内科学会雑誌』(二〇〇五年四月号)には、メタボリック・シンドローム診断基準検討委員会による「メタボリック・シンドロームの定義と診断基準」が掲載されていました(一八八~二〇三頁)。その記載内容は、たとえば高血圧、高脂血症、糖尿病にはあてはまらなくても、メタボリック・シンドロームと診断されれば、動脈硬化がすすみやすいという注意信号だとかんがえるべきだなどと、かなり脅迫的なニュアンスをおびていました。さらに、従来は〝予備軍〟という呼び名でとりあつかわれ、「まだ大丈夫」との誤解をまねいたが、メタボと診断されれば、それはすぐに治療をはじめねばならないことを意味する、などとも記載されていました。

如上の記述からみえてくることは、この国の人びとが急速に「不健康」になってきているというよりは、診断基準の数値の引き下げ、あらたな症候名の作成等々によって、いわば「健康域」が急速に狭隘化されてきたという事実です。高血圧でもコレステロールでも基準数値が一〇ほどひきさげられれば、たちまち「非正常者」は数十万人ないし数百万人単位で増加することになるわけです。製薬業界はもちろん、その他のヘルスケア産業をふくめてメタボ関連産業の市場規模は七兆五千億円にたっするという説もあって、まさに「クスリ業界、クスリとわらう」状況が現出しつつあるというべきでしょう。

いますこし、メタボリック・シンドロームにこだわってみたいとおもいます。周知のように、メタボ診断の第一基準は腹囲（男性八五cm以上、女性九〇cm以上）ですが、すでにおおくの専門家も指摘しているように、この基準にはまったく根拠がありません。外国では男性の基準値を女性のそれよりもおおくしている関係で、メタボの国際比較もできないありさまです。また、腹部の内臓脂肪が心筋梗塞などをおこす主因とかんがえることがこの国の診断基準の前提になっていますが、現在有力な議論は、むしろインスリン抵抗性（血糖値を調整するインスリンの効き方がわるい）に問題をみいだす方向性です。この国の糖尿病患者に痩身の人がすくなくないのは、このインスリン抵抗性のゆえであって、この場合は肥満とほとんど関係がないとみるのが常識です。さらに微細な問題点もあって、『毎日新聞』（二〇〇七年一二月二日付）によると、腹囲を正確に測定することも簡単ではないということです。記事は北里研究所のチームが英国の医学雑誌『ランセット』に発表した論文を紹介しており、そこでは、男女二〇人の腹囲を医師と看護師計一〇人（いずれも腹囲を測りなれているうえ、事前に測り方の講習もうけていた）が測定した結果、同じ人の腹囲が測定者によって平均四・一cm、最大で七・八cmもずれていた事実が報告されていたということです。特定健診の最初の初歩的なレベルさえクリアされていない現状を、やはり、わらうべきでしょうか。

実をいうと、腹囲（男性八五㎝、女性九〇㎝）の基準は日本人成人の腹囲の平均値にひとしいのですが、このことはあまりしられていません。つまり、この診断基準を適用すると、受診者の半数がメタボリック・シンドロームまたはその予備軍と診断されることになるわけです。しかし、そのことには実は何の意味もありません。現に自治医科大学の一〇年にわたる疫学的な追跡調査によると、メタボの人とそうではない人との間で死亡率にまったく差がないことがわかりました（『読売新聞』二〇〇七年五月一二日付）。

厚労省は、中年男性の半数の発生率をみこんでいて、その結果、約二〇〇〇万人がメタボリック・シンドロームとその予備軍になり、これを二〇一二年度末までに一〇％減、二〇一五年度末までに二五％減とする数値目標をたて、これによって医療費二兆円を削減できるとしています。ところが、前出の大櫛陽一・東海大教授はその著『メタボの罠』（角川SSC新書）の中で、メタボ健診の受診者のうち、それぞれの疾病にかんする受診を勧奨されるのが男性の五九％、女性の四九％にたっすると試算し、受診勧奨された全員が医療機関で受診することになると年間医療費が約四兆円〜四兆七〇〇〇億円になると推計しています。メタボ健診受診者の半数を「病人・半病人」にしてしまう方式は、当然のことに、医療費増をまねくのであって、メタボ健診が社会のどの層にとって利益になるかは相当あきらかになっているといわざるをえません。厚労省が二〇〇九年九月二日に発表した二〇〇七年度の国民医療費は過去最高の三四兆一三六〇億円にたっしていました。メタボ健診は二〇〇八年度から着手されているので、それが国民医療費をどの程度押し上げるかはもうすこし時間がたたないと明確にはなりませんが、毎年約二兆円ずつ増加している分をさしひいた額がおおむねメタボ健診以降の増加分に該当すると単純計算してもさしつかえないとおもいます。すくなくとも厚労省の医療費削減の皮算用が絶対に妥当しないことだけは確実でしょう。

メタボ健診制度にペナルティが課せられているのも問題です。むろん、個々の医療保険加入者がメタボ検診においてペナルティ（罰金・罰則）をうけることはありません（将来的にどうなるかは、なんともいえませんが）。ただし、メタボと診断された社員などの責任が事業所の連帯責任にされる結果、「自己管理責任の欠如」とレッテルされた個人が差別されたり、いじめられたりする可能性もないではありません。メタボ検診における直接的なペナルティをうけるのは国民健康保険を運営する各市区町村、それに各健康保険組合、共済組合です。国民健康保険を運営する各市区町村、各健康保険組合、共済組合は対象年齢（四〇〜七四歳）の医療保険加入者にたいしてメタボ検診を受診させる義務をおっており、メタボ検診を実施しなかった健康保険組合には国からの助成がでなくなり、さらに実施したものの一定期間内に国がさだめた基準（メタボ検診の受診率や特定保健指導の実施率）を下まわった場合には国からペナルティが課せられることになっています。具体的には各保険者とも二〇一二年度までに、メタボリック・シンドローム該当者や予備群を一〇％減少させることなどの目標を達成できない場合には、後期高齢者医療制度への財政負担が最大一〇％加算されることになります。『毎日新聞』（二〇〇七年一二月五日付）に登場した長野県泰阜村の松島貞治村長は「有効性が検証されていない健診を一斉に導入するのはばかげているし、無駄遣い。介護や福祉、難病対策などにしわ寄せがいっては本末転倒だ」と批判していましたが、まさにこうした批判にこそ妥当性があるというべきでしょう。

メタボリック・シンドロームこそ医療化の極致、究極の医原病であります。成人国民の半数が「異常・異常予備軍」にぞくするであろうことを事前的に予測したうえでの新病名の設定などおよそ常識ではかんがえられない所業というべきです。無症状でもなおさなければならないとかんがえることの利益は、すくなくとも受診させられる側には帰属しません。もっぱら受診させる側の利益としてのみ意味をもつのです。メタボリック・シンドロームについていえば、なにも自覚症状のない人が受診して突然メタボを宣告され、そのうち約半数はそれぞれの医療機関を受診することになるはずなので、血圧、血糖、血中脂質にかかわる薬剤の大量消費がついてまわることになり、結局、製薬業界にとってメタボはまことに宝の山にみえるはずです。医療社会学者・松山圭子がいうように、「軽度の〝高脂血〟は症状でも病気でもなく、個体差の一つにすぎないのに、コレステロール低下剤のメバロチンがでてきて高脂血〝症〟という実際に治療の対象となる病気がつくられた」ということもかんがえられるわけです（黒田浩一郎編『現代医療の社会学』世界思想社、一三五～六頁）。実際問題として、メバロチンは日本国内での売り上げが史上初めて一〇〇〇億円を超える大ヒット医薬品でしたし、これをまねてつくられたアトルバスタチンやシンバスタチンなども合わせると、世界で二兆円近い巨大市場をつくりだしたといわれています。しかし、このことは、それにみあう大量の高脂血症「患者」がつくりあげられたことを意味するわけです。すなわち、医療化は直接、ヘルスケア・システムにおける経済的な利益の増大にむすびついているのです。極論すれば、こうした事態は全体として「診断・治療の帝国主義」ともいえる段階の到来を示唆しているのではないでしょうか。

Ⅳ 「死」を「生」の資源として消費する!

前々項で言及した「逸脱の医療化」の動向は、結局のところ、医学と医療専門家がおおくの人びとをして医学と医療が世の中のすべての「悪」を治療できるとしんじこませるタイプの過程ないし結果をうみだしたのではないかと私などはかんがえます。というのも、昔なら「罪ある行為」とか「道徳的頽廃」とかの印とかんがえられていたさまざまな条件にたいして、医学知識の発展や医療専門家の社会統制のエージェントとしての権能の増大をつうじて、ある程度まで明確な生理学的なベースを付与できるようになってきたことは間違いないからです。

かつては無視したり隠蔽したりすることが可能だった微細な症候をも医療化のプロセスはみおとすことがなくなってきたということ、逆にいえば、おおくの人びともそのようなささいな変化(無症状でも検査値にズレがある等)をなおしてもらおうと要求することが可能になってきたということです。実際、「社会の医療化」という事態は、たとえばナチス医学やこの国の731部隊の医学のように、グロテスクな政治的道具としての医師の利用をうみだしてきましたし、あるいは産業医や学校医にみられるように、ある種の全制的施設(トータル・インスティテューション)のゲートキーパーとしての医師の利用などもおこなってきたといえるとおもいます。医療化の過程は、しかし、医師を権力的に利用するだけにとどまるわけではなく、医師自身もいわば「病気の社会的構築」の片棒をかつぐなかで、その影響力の拡大に腐心してきたという事実もわすれてはなりません。

すでに見たように、パーソンズの「価値コンセンサス・モデル」においては、〝治るべき患者〟と〝治すべき医者〟との予定調和的関係性が強調されていましたが、この理解はすくなくとも医療社会学的には一九六〇年代以降、完全に破産したといってよろしい。トーマス・サスの『精神医学の神話』（邦訳は岩崎学術出版社）やアーヴィング・ゴッフマンの『アサイラム・施設収容者の日常世界』（邦訳は誠信書房）はいずれも一九六〇年代初頭の業績で、どちらもパーソンズの機能主義的な考察を打破した記念碑的な古典というべきものです。前者においては、医師が診断と治療をとおして患者を統制する事態について詳細に説明しました。診断とは、すでにのべたように、逸脱のラベリングをおこなうことであり、治療は逸脱の解決ではなくその常態化を意味するものと説明されました。後者は病院という全制的施設における「患者アイデンティティ」付与機能（正確には、患者アイデンティティ以外のアイデンティティを除去する機能、というべきです）を徹底的にあばきだしました。これらをうけて、イヴァン・イリッチがはじめて「医療化」という概念をうちだしたのは一九七五年のことでした。『脱病院化社会・医療の限界』（邦訳は晶文社）の序文の書き出しは「医療機構そのものが健康に対する主要な脅威になりつつある。専門家が医療をコントロールすることの破壊的影響は、いまや流行病の規模にまでなっている」というものでした（一一頁）。ここでいわれている「流行病」こそが「医原病」であります。

病気を社会的に構築することが医療化の本質ですが、この医療化は一方において人間観を根本的にかえる医療の〝まなざし〟をつくりだしたともいえるとおもいます。昔の医療の中心は「手当て」でした。昔の医者は病者の身体に手をあてる触診、それに付随する視診や聴診などの方法によって、いわば外側から病者を観察したものです。ミシェル・フーコーはその著書『臨床医学の誕生』（金井美恵子訳、みすず書房）の中で、一九世紀に医者の「科学的な欲求」が個人の病理学的な分析に移行したところで、医療のまなざしが変化したことを説明しました。病気の症状がどのように肉体組織にあらわれるかという問題に関心が移行し、そうした変化が死体解剖や検死解剖にあたらしい意味をもたせたというわけです。私の想像では、臨床医学が純然たる自然科学の様相をおびはじめたのも、このような文脈においてではないかという感じがします。身体を臓器別にみる要素還元主義という問題もさることながら、私がフーコーの議論から深読みするのは、死体を細分化して各種臓器や器官の機能関連をとらえようとする視点そのものが、結局は、いわば「死をとおして生をとらえる」という意味での医療の〝まなざし〟の基本形をつくりあげたのではないかという問題意識なのです。逆に、昔の医者は「生をとおして死をのぞきみていた」といえるでしょう。そのようにかんがえてみれば、医療の最たる逸脱ともいうべき「人体実験」、わけてもナチス医学やこの国の731部隊や九州帝大における人体実験（このなかには生体解剖事件もふくまれます）の謎もとけてくるのではないかと私にはおもわれるのです。

「死」をとおして「生」を理解するという近代以降の方向性は、あきらかに「死」を「生」の資源として消費するという意味合いをふくみます。一体全体、「死」は個人が社会をうしなうことなのか、それとも逆に社会が個人をうしなうことなのか。「死」はいつも、ある意味での象徴的な境界を形づくりますが、その境界の此岸と彼岸のあり方は時代によってずいぶん変化してきたとおもいます。昔の「死」はかなりコミュナルにひらかれており、社会の側はさまざまな宗教的な儀式などによって喪失を埋め合わせしてきたと想像されます。しかし、近代以降は「死」の私化現象がすすみ、昔のような公共領域での出来事とはあまりとらえられなくなりました。それどころか、社会的に相当かくされた私的な経験になってきており、早い話が、おおくの場合、患者はもちろん死者までもが病院において医療側の専門的統制のもとに隔離されるのが現状です。

この点について医療社会学者クリス・シリングは「病院は、病気や死の身体的な徴候を公的な凝視からとおざけたいという現代的な欲望の制度的表出である」とうまく描出しています（Chris Shiling, 2003, The Body and Social Theory, 2nd ed., Sage Pub. p.165）。確かに病院では毎日すくなからざる病者が死者になっていますが、私たちは病者を見舞うことはできても、死者に身近な関係者でないかぎり死者への弔問を病院ですることはかなりむずかしい。病院が「死」を隠蔽するということは、同時に「生」をも隠蔽する傾向があることを意味します。

私の両親はふたりともおなじ病院で別々に死にました。私にはながい医学ジャーナリストの履歴があって、それなりに医学的知識をもっているつもりでしたが、両親への、ことに終末期における医師の、主として治療上の振る舞いに理解できないことがかなりありました。理解できなければ質問するしかなく、しかし、私が質問しても主治医でさえわかりやすく説明することがありませんでした。意味のある治療をしていたのかもしれないけれども、もしかすれば無意味で有害でさえあることをしていたのかもしれない。おそらく当の病者である両親は、自分の身体にくわえられている「処置」の意味をまったく理解できなかったにちがいありません。この場合の密室は「関係としての密室」というべきでしょうか。「危篤です」との電話で病院にかけつけた時、私がみるところ、両親は死んでいました。私がかけつけたのをみた主治医は、そこから心マッサージをはじめました。医療としての儀式、遺族へのエキスキューズであったことはあきらかであり、つまり、医師たちは両親が生きている時は死者のごとくあつかい、死んだ後に生きているかのごとくふるまったという次第です。結局、病者はもちろん、その身近な関係者も、病院の中では非常にヴァルネラブル（攻撃誘発的ないし被撃的）な立場におかれるわけです。

医療社会学者ロバート・ブローナーは「死のインパクトを封じ込めるやり方は、死者の実際の、または理念的な重要性を無化することである」といいます（Robert Blauner, Death and Social Structure., in Truzzi, M. ed. 1968, Sociology and Everyday Life., Prentice Hall, p.350）。実際、中世社会史家フィリップ・アリエスは、フランスの子どもたちがそのたかい乳幼児死亡率がつづいていた間、個人として価値づけられもしなかったし、そのように認識されてもいなかったとし、その理由として当時は誰も子どもがすでに人間としてのパーソナリティをもっているとはおもわなかったという点を強調していました。そのような位置づけのゆえに、子どもの死は比較的容易に無化されえたということであって、その点をアリエスは次のように描写していました。「子どもはそれほどとるに足らぬ存在で、生活にふかく入り込んではいなかったのであり、死んだ後に生きているものたちを悩ましに戻ってきはしまいかと懸念される必要もなかったのである」（杉山光信訳『〈子供〉の誕生』みすず書房、四〇頁）。

患者（遺族）側のヴァルネラビリティをかんがえる時、医療と倫理との関係に思いをいたさないわけにはいきません。医療倫理はまさに医療責任と医者・患者関係にかかわる倫理です。フィリップ・アリエスが描写したフランス中世の子どもたちへの〝社会のまなざし〟に共通するものが現代の官僚化された医療に充満しているのではないかというのが、医療と倫理の問題をかんがえる私のここでの視点です。たとえば、この国の後期高齢者医療制度という血も涙もない酷薄きわまりない差別的な制度ひとつとっても（民主党のマニフェストでは同制度の廃止が約束されていましたが、さてどうなるでしょうか）、そうした〝社会のまなざし〟の質が明確になります。アリエス流にいえば、同制度はあきらかに後期高齢者を「とるに足らぬ存在で、生活にふかく入り込んではいない」とみなしています。前出ロバート・ブローナーはこのような〝社会のまなざし〟について次のように記述していました。「産業化社会は人間の現在の能力と将来の見込みという点で人びとを価値づける。（略）高齢者の未来の地位は無力で匿名的で、実質的に無視される死者の仲間に組み込まれるのである」（p.363）。

改悪臓器移植法（二〇一〇年七月施行）も実は同類の問題性をはらんでいます。たしかに脳死を宣告されたドナー候補が乳幼児であった場合（改悪法では年齢制限をとりはずしているので、ゼロ歳児からの臓器摘出も可能になります）、おおむね自らの意思を表明できないし、だいいちドナーになることの意味も理解できないにきまっています。それなのに、なぜに親は子どもの意思を推測し代行することができるのか。代行できるという考えからすれば、それは、子どもが人権の主体（権利性の主体）であることはありえないという結論から出発していることを意味するでしょう。

フィリップ・アリエスの描いたフランス中世の子どもも、ロバート・ブローナーが描いた現代産業社会の高齢者も、さらにいえば改悪臓器移植法下のドナーも〝社会のまなざし〟によって無化される存在として位置づけられました。病者や障害者や子どもや高齢者、さらには死者を社会的に無化する〝社会のまなざし〟を「優生思想」と定義しても、さほど誤解をまねかないだろうとおもいます。私の前著『健康幻想の社会学』のキーワードは「治療国家の殺意」というものでありましたが、この治療国家の殺意が遺憾ながらおおくの人びとに内面化されやすい根底のところで優生思想が作用しているという現実を、手をかえ品をかえて説明したつもりでした。医療倫理学は本質的にこの優生思想との対峙を抜きにしてはなりたたないはずです。

ここでは最後に、優生思想への医療倫理学的対峙をかんがえるために、脳死・臓器移植の問題を「医療の逸脱化」の顕著な事例としてとりあげます。私は前に現代医療のまなざしが「死」をとおして「生」をみるところに設定され、「死」を「生」の資源として消費しているのではないかとしるしましたが、まさに脳死・臓器移植こそがそうした医療のまなざしのありようを典型的にしめしているとおもいます。改悪前も改悪後も、臓器移植法には人間の死を死として悼む視点が皆無であるところに、法律というものはそのようなものだと理解しつつも、私などは仰天してしまうのです。脳死によって「臨終」がつげられると、すぐに室外にはこびだされて臓器摘出がおこなわれるのであって、そこには脳死をつげられた人およびその関係者への人間的な想像力などは微塵も作動しません。すべては密室の中で遂行され、遺族は事後、すべての臓器・器官をぬきとられた惨憺たる遺体に対面して息をのむことになりますが、すべてはあとの祭です。この徹底的に事務的で無機的な作業に従事する医師たちのホンネを私がはじめてしったのは、最初の法律ができる寸前に発行された『日本医事新報』(一九九七年三月)に日本移植学会が発表した記事でした。「もし法案が否決される場合は本人の提供意思があろうとなかろうと移植はやってしまう」とまことに脅迫的で高圧的な意向が吐露されていて、私などは背筋がさむくなりました。

この脅迫的で高圧的な態度こそ、例の和田心臓移植事件(一九六八年、北海道立札幌医科大学)の本質部分にあったものでありました。日本移植学会がこの事件をまったく総括していない事実と、この脅迫性と高圧性を同学会が相続していることとは相当つよくリンクしているとおもわれます。周知のように、和田心臓移植事件については相当早い時期(一九七三年三月)に日本弁護士連合会から内容的に過不足のない「警告」がおこなわれました。「警告」の中で、日弁連は和田心臓移植が「良心的、建設的な医学的態度で臨んだというわけにはいかず、また単なる誤診や治療の過誤の域を逸脱したもので、医師にゆだねられた裁量の範囲に属するものとはみられない」とし、「臓器提供者(ドナー)の側には死亡時期の認定その他の犯罪成立の可能性があり、また臓器受給者(レシピエント)の側にも生存確率が甚だ低い状況下で敢えて手術をおこなったことで、いずれもドナー、レシピエントの人権上、重大な疑義ありとした」と認定していました。

和田心臓移植事件は「医療の逸脱化」の相当極端な事例ですが、和田事件以後の移植が逸脱的でないというわけではありません。私は手元に日本移植学会臓器移植ネットワークの『臓器提供マニュアル(案)』(一九九七年度版、日本移植学会作業部会編)をもっていますが、移植医が臓器提供マニュアルをつくるという、その心根を理解することができません。なぜなら、移植医は原則的に臓器提供側（ドナー）と無縁であるはずですし、否、無縁でなければならないはずだからです。これでは移植医が摘出医を兼務しそうな勢いであって、和田心臓移植にかぎりなく類似した雰囲気を現在の移植医もまた完全には払拭しえていないとみなさざるをえません。

脳死を人の死ときめつける根拠はまったくありません。しかし、その決めつけがなければ、心臓移植などは実施できないのです。むろん、私自身も脳死という状態がありうることは否定しません。恩師・原田伴彦大阪市立大学教授の脳死状態に一週間ちかく立ち会いつづけた経験もあります。レスピレーターのもとではありますが、顔色はまことによく、肌もあたたかで、しずかに呼吸をつづけていた教授がすでに死んでいるとはとてもおもえませんでした。おそらく私の私的で情緒的な感覚は、脳死状態患者にむきあった経験をもつ人に共通のものであるとしんじます。

また、脳死状態にある妊婦が出産した例は世界でかなりの数にたっします。この国でも、たとえば新潟大学医学部・佐藤芳昭らの報告によると、妊娠三四週の二六歳女性が脳死判定後七時間目に経膣分娩をおこない、一四三〇グラムの女児を出産したということです。女児は生後四六日目に二八六〇グラムで退院し、とくに発育上の異常もみとめられなかったそうです（『産婦人科治療』第五〇巻第一号、一九八五年）。こうした事例について法律をつくる前の脳死臨調なども全然議論することがありませんでした。脳死が人の死でないことをしめす説得的な事例であって、決して「例外」などというべきではありません。こうした事態は、一部の脳神経反射の欠如だけで脳死とする現今の判定法それ自体がきわめて問題含みであることを証明しています。さらに、拙著『健康幻想の社会学』のなかでくわしく報告したように、かりに「脳死」や「前脳死状態」と判定されても、それは必ずしも絶望的ではなく、たとえば日本大学板橋病院などで実践されている「脳低温療法」によって、そのような状態からの寛解どころか日常生活に復帰した人もすくなくはないのです（一九六－七頁）。つまり、脳神経の反射の欠如が絶対に不可逆的であるという証明も現在のところないという次第なのであります。

一方、移植医療の延命効果をふくむ有効性にもおおきな疑問があります。私は心臓移植回避例にかんする文献をあつめてみましたが、それらを総合してみると、心臓移植適応と判定された患者の五～四割は移植しなくても救命・延命ないし回復するというようによみとれました。また、心臓移植が延命・救命のうえで逆効果になるという指摘もあります。たとえば、小松美彦はその著『脳死・臓器移植の本当の話』（PHP研究所）において、移植手術の延命効果についてアメリカ人研究者の報告を引用しながら、「心臓移植の待機日数が九カ月を超えた場合は、移植手術を受けずに内科治療に専心した方が生きながらえられる蓋然性が高くなる。心臓移植の延命効果はマイナスになるのだ」と説明しています（六六頁）。また、こちらは心臓移植ではありませんが、腎臓移植後に腎臓が機能しなくなって透析療法にもどった患者が二〇〇一年の一年間に一六七人にたっしたそうです（『日本透析医学会雑誌』第三六巻第一号、二〇〇三年）。腎臓移植手術は毎年だいたい四〇〇～八〇〇人にたいしておこなわれているので、単純計算すれば、腎臓移植をうけた患者の二～四割が透析を再導入されていることになり、腎臓移植の予後もかならずしも良好とはいえないようです。厚労省や日本移植学会などは透析人口の増加を強調して腎臓移植の推進を宣伝していますが、増加しているのはレシピエントたりえない高齢者の患者であることに言及しないのは、かなりアンフェアな態度だというほかありません。

臓器移植の発想法の根本的な問題は、臓器を交換可能な部品とみなすところにあるとおもいます。そして、生死を決する特別の部品として「脳」を特化しているようにみえます。逆にいえば、そのような発想法にたたないかぎり、脳死・臓器移植は実践できないということでもあります。しかし、免疫学者・多田富雄はニワトリの脳をウズラに移植した実験の結果から「身体的に〈自己〉を規定しているのは免疫系であって、脳ではない」と断定しています（『免疫の意味論』青土社、一八頁）。また、これに関連してネットサーフィンしていて興味深い記載をみつけました。市民参加研究会「市民が考える脳死・臓器移植」第三回（二〇〇五年二月二六日）での渡部良夫（藤田保健衛生大学名誉教授）の発言です。「心肺同時移植を受けた米国の女性が繰り返し夢に現れるドナーの青年の名前を悟ってしまい、彼の食べものの好みや性格までそっくり受け継いだ実例（これに類することは他にも多数ある由です）などからは、記憶が脳だけの所有物ではないことを明確にしめしているのではないでしょうか」（http://www.i.dendai.ac.jp/~wakamatsu/braindeath_doc/Report_A/11c.html）。この原論文を探索してみましたが、残念ながら発見できませんでした。いずれにしても免疫も記憶もかならずしも脳に規定されているわけではないことがかなりはっきりしてきているのであって、したがって、脳も脳以外の臓器も交換可能な単なる部品などではなく、きわめて重要な人格の一部だととらえるべきなのです。その点でも脳死は決して人間総体の死を意味しません。

栗屋剛著『人体部品ビジネス・〈臓器〉商品化時代の現実』（講談社）は実におそろしい現実のレポートです。心臓弁が六九五〇ドル、アキレス腱が二五〇〇ドルと値段をつけられ、販売提供された人体の組織や器官を加工してアメリカ産業が急成長しているということです。臓器が商品となり、「脳死体」が医療資源として消費されるハイテク資本主義の本質がくわしく報告されています。粟屋は臓器移植(ひいては広く医療テクノロジーによる人体の改造と利用)を正当化する(してしまう)原理を①生命功利主義、②物的人体論、③自己決定の原理の三点にまとめています(一五二頁)。

こうした正当化原理は、実をいえば、この国においてもここ数年かなり声高にかたられるようになりました。すでに拙著『健康幻想の社会学』でも言及した松村外志張(株式会社ローマン工業細胞工学センター所長)がその代表格です。松村は切り離した人体の部分を「ヒトモノ」とよびます。「医学生命科学研究ならびに関連実務分野と、患者本人に対する治療行為以外での生身の人体、あるいは切り離した人体の部分(ヒトモノ)を対象とする取り扱いはいまや不可分である」(日本組織培養学会編『組織培養研究』第二三号、二〇〇四年六月、九一頁)。「ヒトモノ」とは人体のあらゆる臓器、組織、細胞、遺伝子DNAを意味し、今後、「ヒトモノ」の輸出入をベンチャー企業がになう場合のリスクを軽減するために一定の法律的枠組みが必要だと松村は強調するのです。そして、この「ヒトモノ」論者・松村は別の論文において、脳死・臓器移植を進展させるべく「与死」なる新概念をつくりあげました。「与死は殺害と類似して、本人以外のもの(あるいは社会)があるものに対して死を求めるものであるが、ここで殺害と異なるのは、本人がその死を受け入れていることが条件であるという点である。(略)与死が尊厳死と異なるのは、尊厳死は、死を選択するという本人の意思を尊重するという考え方であるのに対して、与死は、社会の規律によって与えられる死を本人が受容する形でなされる」(日本移植学会誌『移植』第四〇巻第二号、二〇〇五年四月、一三八頁)。

松村の議論はいささか極端にすぎるようにみえますが、しかし、それが脳死・臓器移植推進派のホンネの吐露であるとうけとめてまずさしつかえありません。脳死・臓器移植推進にかかわる議論はすべて「死」をとおして「生」をみる〝まなざし〟、すなわち「死」を「生」のための資源として消費する〝まなざし〟によって特徴づけられることが明白だとおもいます。松村は「社会的規律」を概念規定していませんが、松村のかかげる「生存者優先の原則」(死者の生前の意思表示よりも、遺族あるいは親密な関係者の意思を優先して尊重する原則。ドナーカードで拒否している死者からの移植臓器の摘出もありうる)からして、「社会的規律」が医療専門家、医療経済、家族等の都合などから構成されるものであることは容易にみてとれるでしょう。「与死」をあたえた患者からとりだされた臓器は「ヒトモノ」という部品として物質化されることになるわけです。社会を存続させ臓器を獲得するためには、社会的規律で生きているものに死をあたえよという松村の主張が(たぶん査読をへて、否、査読制度がなくても)日本移植学会誌に掲載されたこと自体に私などはただただあきれはてるばかりです。

V　おわりに

「逸脱の医療化」に邁進してきたこの社会はほとんど必然的に「医療の逸脱化」を促進してきました。逸脱の医療化の権能を獲得した医療専門家は社会統制のエージェントとしての権力を獲得し、すべての権力がそうであるように、やがて逸脱化の方向で腐敗してきたのではないでしょうか。要するに、「逸脱の医療化」が治療国家をうみだし、その治療国家は医療の逸脱化を（時には医療の殺意までも）許容する逸脱性を強化してきたといえるとおもうのです。

確かに移植医療によってすくえる生命があることは否定できません。その点において移植医療は「善行」といえるのですが、かならずしも「死」とはいえない脳死状態からの臓器摘出はあきらかに殺人罪をも構成する犯罪的「悪行」です（その典型が和田心臓移植事件でした）。目的の正当性は、この場合、はたして手段の正当性を担保するといえるのでしょうか。ナチス医学もこの国の731部隊の人体実験も、そして九州帝大の生体解剖事件もすべて「医学の発展」を目的にしてなされたことである事実に、私たちはいまさらながらではありますが、ふかく思いをいたす必要があるとおもいます。

移植医療にかんしていえば、医療の逸脱化は不可避的に患者側の逸脱化をも随伴してしまうのです。早い話が、ドナー（臓器提供者）がいなければ移植医療は成立しません。移植医療はレシピエント（臓器受給者）をして、ドナーの早期の登場、すなわち他者の死をひたすら期待させるタイプの医療であって、まことに非倫理的な展望をレシピエントにもたせないではすみません。

世界医師会は一九六四年、いわゆる「ヘルシンキ宣言」（人間を対象とする医学研究の倫理的原則）を採択しました。以後、二〇〇八年のソウル総会までに八回の修正をくわえ、現在にいたっています。宣言は、一般的な臨床現場というよりは、いわゆる「治験」に焦点化されたものではありますが、もちろん、一般臨床現場でも遵守されるべき基準であります。現今の医療は、移植医療もふくめて、はたしてこの宣言にてらして恥じることのない実践をつづけているといえるのでしょうか。

たとえば宣言の「A序文」の第九項目には、「医学研究は、すべての人間に対する尊敬を深め、その健康と権利を擁護するための倫理基準にしたがわなければならない。研究対象のなかには、とくに脆弱で特別な保護を必要とする集団もある。これには、同意の許諾を自ら行うことができない人びとや強制や不適切な影響にさらされやすい人々が含まれる」とあります。現在の医療現場において、同意の許諾を患者本人も関係者もなかなかできない状況があることはいまさら指摘するまでもありますまい。名称は「インフォームド・コンセント」であっても、その内実が「強制や不適切な影響」でしかないことなどまさに日常茶飯事だというほかありません。重い心臓疾患をもつ患者とその関係者が医師から「心臓移植以外、たすけようがありません」と宣告されたとき、その宣告は患者および関係者にとって一般的な情報提供ではないはずであって、移植を希望せざるをえないとかんがえるその思考につよい影響をおよぼすのです。私はM・フーコーにならって、その影響力と、それが受容される過程をもって「権力」とよびならわすのです。

また、宣言の「Bすべての医学研究のための諸原則」の第二六項目には、「研究参加へのインフォームド・コンセントを求める場合、医師は、被験者候補が医師に依存した関係にあるか否か、または強制の下に同意するおそれがあるか否かについて、特別に注意すべきである」とあります。しかし、患者の医者への依存・従属関係は日常的かつ普遍的な構造であって、「おそれがあるか否か」などは愚問の部類にぞくします。医療化社会が根本的に改変されないかぎり、この問題がクリアされることはほとんど期待できません。

さらに、宣言の「C治療と結びついた医学研究のための追加原則」の三一項目には、「医師が医学研究を治療と結びつけることができるのは、その研究が予防、診断または治療上の価値がありうるとして正当化できる範囲内にあり、かつ被験者となる患者の健康に有害な影響が及ばないことを確信する十分な理由を医師がもつ場合に限られる」とあります。すでに言及したメタボ健診とその後の特定保健指導やニコチン依存症の診断と治療など、どうかんがえても「正当化できる範囲内」の医療とはいえますまい。まして、移植医療の場合など、死者とはいえない脳死状態患者の臓器を摘出したり、もしかすると移植をうけなかったほうが延命・救命効果があったかもしれない患者に移植免疫反応やそれに起因する多臓器不全をおこさせたりする場合、「患者の健康に有害な影響」が確実におよぶのです。せっかくの「ヘルシンキ宣言」ではありますが、そこに規定された事柄は、もとめてついにもとめえぬユートピアなのかもしれません。

さて、逸脱の医療化と医療の逸脱化は、結局のところ、優生思想と能力主義を車の両輪にしながら進展してきた現象だといわねばなりません。このような動向において、われわれ人間はいまや資源（ヒトモノ）に解体され、個人のトータルとしての存在基盤を毀損されつつあるのだとおもいます。このことはまずまちがいありませんが、しからば、われわれにはどのような道筋がありうるのでしょうか。私は先に「医療化社会の改変」という条件をだしましたが、それについてはほとんど展望も見込みもありません。個人の幸福は徹して追求されるべきです。しかし、その追求の方向性が問題なのであって、医療化の根源にある優生思想と能力主義を国家は個人の幸福のソースであると主張し、治療国家をつくりあげてきた意図と経過について、私たちの側がまずじゅうぶんに認識するところから出発する必要があるとおもいます。すくなくとも、実体のない空洞化した「健康」というものを私たちは相対化する必要があるでしょう。あくなき健康追求型の願望が逸脱の医療化をよびおこし、さらには医療の逸脱化につながっていることだけは確実だとおもいます。その意味で治療国家はすべからく「殺意」をもっているということ、このことを日常生活の中で意識しつづけたいものだと私などはかんがえています。

第四章 「当事者」概念をこえて

Ⅰ はじめに

大阪に俗称「楠研究会」とよばれるこじんまりした研究活動の場があります。ながく全障連（全国障害者解放運動連絡会議）の活動を指導してきた楠敏雄さんを中心にすえて、おもに障害者問題、障害者解放運動にかかわる活動家と研究者などで随時に開催している研究会です。その事務局を担当している小林敏昭さん（障害者問題総合誌『そよ風のように街に出よう』副編集長・花園大学非常勤講師）から「〈当事者〉概念をこえて」と題して何か話題を提供するようにともとめられました。私の問題関心が事務局の思惑にヒットするかどうかもわからぬままに、私自身、この「当事者」なる概念については抜き差しならぬ問題性をかんじつづけてきた生活史があったものですから、さしたる成算もないままに講演をひきうけることにしました。本稿は「楠研究会」（二〇一〇年七月二九日）

における私の発題内容をベースにしながら新たに書き下ろしたものです。

私はながく「非部落民」として部落解放運動に、「健常者」として障害者解放運動に、そして一応の「健康者」として安楽死・尊厳死法制化の阻止運動にそれぞれ同伴したり、場合によっては積極的に唱導するような生き方をしてきました（「非部落民」「健常者」「健康者」と、それぞれにカッコを付したのは、それぞれに差別的な意味合いがふくまれることがあるからです）。

いうまでもなく、「当事者」概念の中心は当事者主権です。すなわち、当事者主権とは「権利性の主体」としての当事者を意味します。別言すれば、「私のニーズは私が決める」という場合の「私の権利」のことです。自分のニーズを自分が決める当事者の範疇内に私自身はふくまれるのか否か、私はさまざまな運動に参加したり同伴したりする時に、つねにそのことをかんがえてきたようにおもうのです。部落問題や障害者問題や安楽死・尊厳死問題の当事者たりうる資格が私にあるのかどうか、そのことは私にとってきわめて重要な思想上の課題でありつづけました。

むろん、私にはすでに一定の結論があります。一定の問題にたいして「当事者」性を拒否する当事者がいてもいっこうに差し支えないし、「当事者」以外には当該問題への発言や行動の資格がないということもありえない、というのが私のさしあたりの結論です。そもそも社会問題において、当事者以外のもの、すなわち「非当事者」なる存在などありえないのではないか、ということも私の結論の重要な部分を構成しています。しかし、おもえば、私がこの単純な結論にいたるにはかなりの時間をようしたのです。まずは、私自身の若干の経験を総括するところから出発してみたいとおもいます。

Ⅱ「当事者」論と私の個人的体験

Ⅱ・Ⅰ．部落問題に関連して

Ⅱ・Ⅰ・Ⅰ．理不尽な「糺弾」に跪く

一九七〇年代の中頃のことです。当時、私は毎日新聞東京本社学芸部での記者生活をつづけながら、作家の故・野間宏さんが会長をしていた東京部落解放研究会（現・東日本部落解放研究所）の活動に参加していました。その研究会のなかに、非常にすぐれた理論家で実践家でもある被差別部落出身の人物がいて、私は貴重な兄貴分として尊敬していました。その人物がある時、皮革製品をあつかう商業に転身しました。ところが、商売が軌道にのることはなく、相当な苦戦をしいられていることは私も承知していました。ある時、この人物が私に「毎日新聞の社屋で皮革市をひらきたいので、その段取りをたのむ」ともうしいれてきたのです。この人物の窮状はよくわかるものの、そのような前例はなく、また、私個人の力量ではいかんともしがたい事柄なので、「無理です、できません」とこたえたところ、この人物は「皮革製品だから拒否するのだろう、悪質な差別だ」ときめつけたのです。むろん、私は「皮革製品であろうがなかろうが、無理なものは無理。皮革製品だから、という理由ではない」と抗弁しましたが、ききいれられませんでした。

私の生涯における汚点は大小いくつもありますが、この時の私の反応は、その中でも最大級の汚点になったとおもいますし、いまでも時々歯ぎしりしながらおもいだすほどのトラウマにもな

っています。もうおわかりとはおもいますが、結果として、私は自分が差別的であったとみとめ、自己批判をしたのです。差別とはいえない事柄を差別とみとめ、私は自らが差別者であることを自認したうえで糺弾をうけたのです。

「日常部落に生起する問題で部落民にとって不利益な問題は一切差別である」というのは、故・朝田善之助さん（元部落解放同盟中央執行委員長）がうちたてた有名なテーゼであり、これは一九五七年、部落解放同盟第一二回全国大会で「差別に関する命題」として運動方針に明記されました。一見すれば、主観主義にみちみちた命題というほかありませんが、しかし、この命題は当時の被差別部落のおかれた状況に物質的な根拠をもつきわめて客観的で説得性のあるものでした。私がはじめて被差別部落を現認したのは一九六四年、あの有名な「同和対策審議会」の答申がだされる前の年であって、当時の被差別部落は文字どおりの悲惨と貧困にうめつくされ、また、さまざまなタイプの差別事件が日常茶飯的に発生していました。このような悲惨貧困の被差別状況は、同対審答申を根拠にうみだされた同和対策事業特別措置法（一九六九年）が軌道にのる一九七〇年代から八〇年代前半まで継続したのであって、そのような中にあって「差別に関する命題」は部落解放運動の基本方針として、また被差別部落民衆の結集軸として、おおいに物質的な力を発揮しました。

しかし、この命題の日常的普遍化が、「部落民以外はすべて差別者である」とか「足を踏まれた者の痛みは踏まれた者にしかわからぬ」といった下位命題にリンクしていったことは否定できません。いうなれば、被差別者の立場の絶対化という問題の誕生です。本稿の文脈でいえば、当事者主義にもとづく排除の自明化ともいうべき事態の出現です。そして、当時の私は朝田さんの末端の門下生として、朝田理論の信奉者しての社会化をしていた時代ですから、私は感覚的には差別ではないとおもっていた私の言動をやはり「命題」にてらして「差別である」とみとめることになったのだとおもいます。

二一世紀になってから、京都、大阪、奈良などで一連の「同和不祥事」が続発しました。それらの不祥事のよってきたる所以の中においても、あの「差別に関する命題」およびその下位命題がおおいに作用していたといわねばなりません。「部落民である私にとって不利益な問題は一切差別である」という方向での命題の利己的な読み替えが個人的におこなわれたというべきでしょう。私が差別者として糺弾された時に、「命題」がそのように読みかえられているということにきづくべきでしたが、如何せん、当時の私にはその力量がなく、被差別者の立場の絶対化の前に拝跪してしまったのであります。

一九八〇年代中頃以降、歴史学者による「部落史の見直し作業」が伸展しました。その内容をここで詳細に展開することはいたしませんが、この一連の作業をつうじて解明されてきたことは、部落問題をふくむすべての差別問題は、「差別される側」の問題ではなく「差別する側」の問題であるという事実でした。それは、あきらかに「当事者主義にもとづく排除は正当化されない」という認識を世に定着させるにあずかって力を発揮するものであったと私はとらえています。

Ⅱ-Ⅰ-Ⅱ. 部落解放同盟を「部落民」以外にも開放せよ

いわゆる「同和不祥事」が発生した部落解放同盟奈良県連合会は、組織と運動のペレストロイカをめざして「部落問題に関わる行政と部落解放運動のあり方・提言委員会」をたちあげ、委嘱をうけた私は提言委員会の座長をつとめました。一年弱の議論を経て、二〇〇七年八月、まとめあげた提言を部落解放同盟奈良県連合会委員長に手交しました。限界含みの提言にしかならなかったことには内心忸怩たるものがありますが、とはいえ積極的な意味のある提言を全然しなかったわけではありません。本稿の文脈にかかわる部分をここに再掲します。

「部落解放運動の主体は部落民である」という従来の考え方と、そうした考え方を前提に組み立てられてきた運動の路線（方針とスタイル）を「両側から超える」の視点にたって再検討すべきである。

部落解放という理念には、当該の「部落大衆」がそれまで受けてきた差別の歴史と構造から解放されるという意味ばかりでなく、部落（民）に対して差別的に振る舞うことで疎外された自己を「救済」しようとしてきた人たちを、そうした歪んだ関係性と意識から解放するという意味が含まれている。

そうした観点から再考した場合、特に今日、「部落解放運動の主体は部落民である」必然性は「ない」。論理的にも実際的にも、歴史的にも運動的にも、「部落解放運動の主体は、それを志す（部落内外の）全ての人たちである」と考えるべきではないか。（略）

この場合に検討するべき問題があるとすれば、「部落解放同盟」は形式的には任意の市民団体であるが、「同盟」と名乗る以上は、そこに加入することを希望する人たちに対して、一定の理念の共有を含めた「資格要件」が求められる。従来は、いわゆる「部落民＝当事者」であればほぼ自動的に同盟員である資格要件が満たされると考えられてきた。それが否定された場合、どういう内容を新たな資格要件として想定するのかが議論されねばならない。（略）

そうした活動スタイルが主流になった場合には、部落内の観念的な議論に慣れない人たちが違和感をいだいて、運動から離反する可能性も出てくる。結果として、従来の「当事者」を排除する形に流れる危険性も考慮しておかねばならない。マイナスの要素を最小限にしつつ、将来展望を語れるための組織を作っていくということは、実際問題としては容易ではない。過渡的措置も含めて、県連執行部において早急な検討が始められるべきである――。

部落解放同盟を非部落民にも開放せよという主張は、この提言委員会の座長である私の主張で、当初はこれを「当事者性の否定」ととらえる他の委員からかなり批判され、また抵抗されたものでした。しかし、すでにのべたように、差別問題はそうじて「差別する側」の問題であって、差別問題にかんする非当事者なる存在などはありえないという私の見解が最終的には委員総体にうけいれられ、文章化されるにいたったという次第です。実をいえば、部落解放同盟中央本部段階の提言委員会でも一部には私とおなじような問題意識をもつ委員がいて、委員会のある段階ではこのことが文章化されたことがあったものの、結局、提言の最終文章からは削除されていました。

Ⅱ-Ⅱ.「安楽死・尊厳死法制化を阻止する会」活動

一九七六年に設立された日本安楽死協会（太田典礼理事長、一九八三年日本尊厳死協会に改称）は一九七八年、「末期医療の特別措置法」の法案を作成し、公表しました。うつくしい言葉（衣）の袖から鎧（優生思想）をみせるタイプの無視できない法案であり、早急にこれを粉砕する運動を構築する必要性がしょうじました。

私（当時・毎日新聞学芸部記者）と清水昭美さん（当時・大阪大学医療技術短大部助教授）が事務局をにない、作家・野間宏さん、同・水上勉さん、物理学者・武谷三男さん、社会福祉学者・那須宗一さん、小児科医・松田道雄さんの五人を発起人として、一九七八年、対抗組織「安楽死法制化を阻止する会」をたちあげました。私たちの運動はおおくの病者集団、患者会、障害者団体、部落解放同盟等々の反差別運動団体などの賛同と参加を獲得することができました。私たちは安楽死協会の思想およびそれに立脚した「末期医療の特別措置法」がナチス的な優生思想以外のなにものでもないことを暴露する活動をすすめました。それによって、安楽死協会はあまり露骨に積極的安楽死に言及することはなくなり、消極的安楽死に議論を焦点化するなかで、リビング・ウィル普及活動に従事するようになったようです。

日本安楽死協会は日本尊厳死協会に名称を変更した一九八三年、尊厳死法の法案を国会に提出したものの、審議未了で廃案になり、尊厳死法制化運動は一時頓挫することになりました。私たちの運動は「阻止する」のが目的であって、阻止すべき相手が沈滞すれば、当方も必然的に沈滞せざるをえず、「阻止する会」も開店休業状態になりました。ところが、尊厳死協会は二〇〇三年になって「尊厳死に関する法律要項案」を公表し、つづいて二〇〇五年には「尊厳死の法制化に関する要項骨子案」を作成しました。私と清水昭美さんは合議して「阻止する会」の再建にのりだしました。第一次「阻止する会」の発起人はすでに全員が他界しているので、第二次「阻止する会」の世話人には清水さんと私、それに哲学者・鶴見俊輔さん、立命館大学教授・立岩真也さんのほか医師、弁護士が数人名をつらね、代表世話人には患者の立場からながく水俣病事件にかかわってきた原田正純さん（医師・熊本学園大学教授）が就任しました。名称も「安楽死・尊厳死法制化を阻止する会」とあらためました。

ところで、周知のように、この国での安楽死・尊厳死裁判に決定的な影響をおよぼしたのは一九六二年の名古屋高裁判決でした。脳溢血でくるしむ父親を農薬で殺害した息子にたいする有罪判決であって、そのなかで安楽死の違法性阻却事由として次の六要件が提示されました。①不治の病で死期が目前にせまっていること、②患者の苦痛がみるにしのびないほどはなはだしいこと、③患者の苦痛緩和が目的であること、④本人の真摯な嘱託または承諾が必要であること、⑤医師の手によること、⑥死なせる方法が倫理的であること――。この名古屋高裁判決がもっとも古典的な判決ですが、最近では次にあげる横浜地裁判決が司法判断の決め手のように引用されることがおおいようです。

一九九五年、東海大学医学部付属病院で医師による安楽死事件が発生しました。多発性骨髄腫の患者に塩化カリウムを注射して殺害した医師にたいして横浜地裁は懲役二年執行猶予二年の有罪判決をいいわたしました。ここでも違法性阻却事由が四点に整理されました。①患者にたえがたい肉体的苦痛があること、②死がさけられず死期がせまっていること、③肉体的苦痛を除去・緩和する方法をつくし、他に代替手段がないこと、④生命の短縮を応諾する患者の明示の意思表示があること――。

問題は、名古屋高裁判決における「本人の真摯な嘱託または承諾」、横浜地裁判決における「患者の明示の意思表示」がいずれも患者の〈自己決定権〉を重視しているところにあります。ここでの〈自己決定権〉は本稿の文脈でいうところの〈当事者主権〉の思想に収斂するものだとおもわれます。〈当事者主権〉とは、日常的な言葉でいえば、「何をしてほしいのかは、私にきいてください」ということでしょうし、安楽死・尊厳死との関連でいえば、「私が死にたいといっているのだ、私のこの意思を尊重せよ」ということでありましょう。

ケアの思想は一般に、ニーズとサービスの交換行為として説明されます。とするならば「死にたい」というニーズにたいする「死なせる」というサービスの提供もまたケアの範疇にはいることになるのでしょうか。実をいえば、最近はそのような理解が通用するような状況になりつつあるのです。あの悪名たかい後期高齢者医療制度における「後期高齢者終末期支援相談」が診療報酬の対象になりそうになったことは周知の事実です（あまりの不評ゆえに二〇〇八年七月からペンディングになっています）。後期高齢者医療制度自体が二〇一三年に廃止されて新制度に移行するので、この「後期高齢者終末期支援相談」自体も自動的に消滅するものとおもわれますが、民主党政権の人権感覚からすると、この問題にどのようにとりくんでいくのか、先がみえないのも事実です。

「後期高齢者終末期支援相談」というのは、七五歳以上で「終末期」の後期高齢患者が医師らと相談し、延命治療の要否などの希望を文書などでしめす「リビング・ウィル」を作成すると、病院などに診療報酬が支払われるという制度です。診療報酬は医療の公定価格のことですから、この国はついに延命治療の中止・非開始という、それ自体にはまったく治療的意義のないことがらを正式な医療行為とみとめようとしたことになります。

〈自己決定権〉はたしかに近代的市民的権利として徹して守護されるべきではありますが、それははたして実態概念として規定しうるものなのかどうか。自己決定は、ちょうどアイデンティティがそうであるように、社会学的には「関係の関数」として成立するものであると私などはかんがえます。ケアを受ける側がケアを提供する側（医療関係者や施設関係者や家族など）への「気兼ね・遠慮」から、あるいは医療費への自己規制から〈自己決定〉の内容を修正・変形することは日常的におこりうることです。この場合、当事者は「自己決定させられる当事者」ということになりましょう。

改悪臓器移植法（二〇〇九年成立、二〇一〇年七月施行）は、ドナー本人の臓器提供にかかわる意思表示がなくても家族が本人の意思を代行できるとしました。つまり、問題のおおい当事者概念そのものの意味転換がおこなわれたのです。事実、改悪法施行後、たてつづけに家族の了承による臓器提供がおこなわれましたが、やはり、予想どおりというべきか、それらはなんとも胡散臭い印象をのこしました。ここでは、とくにその印象がつよかった第一例について言及します。

ドナー男性の法的脳死の判定が終了した後とされる二〇一〇年八月九日夕に厚生労働省で行われた日本臓器移植ネットワークの記者会見をテレビでみました。当然のことに、ドナー家族が提供を承諾した経緯や男性がどのように提供の意思をしめしていたのかについて質問が集中しましたが、会見した移植ネットの小中節子医療本部長は「把握していない」「確認が必要」とあいまいな回答に終始しました。ところが、翌一〇日朝になって、移植ネットは「家族で臓器移植関連のテレビをみていた際、本人が口頭で臓器の提供意思を示した」とファクスで報道機関に回答したのみで、再度の会見要請にもおうじなかったというのです。現在のマスメディアは脳死・臓器移植推進派が主流を形成しているので、今回の問題の経緯をこれ以上くわしくあばいてくれそうにはありません。テレビをみていて臓器提供の意思があると家族にはなした、という説明はよくできているようにみえて、実のところは稚拙にすぎるのではないか。

改悪法では、本人が提供しない意思を明確化していないかぎり、家族の同意だけで臓器の摘出・移植が可能になるという仕組みになっています。このケースの場合は本人が提供拒否を生前に表示していないので、家族の同意だけで移植が可能になるけれども、そうすると強引の印象がきわだち、また同意した家族の心理的負担もおもくなります。そこで、テレビ視聴時の話が登場してくるのですが、それを移植ネットが記者会見の翌日、しかもファックスでながすという形になるところがいかにも胡散臭い感じがするわけなのです。もしかすると、記者会見の後、ファックスをながすまでの間に、移植ネットと家族との間でなんらかの打ち合わせがあったのではないか、というようなうがった見方もでてきています。それでなければ、テレビ視聴の話など、一回目の記者会見で簡単に説明できたはずです。

また、このドナー患者が交通事故で入院してから、脳死判定されるまでの経緯があきらかにされねばなりません。入院したのがいつなのかさえ説明されていないのです。また、病院側は脳死を判定する前または後にいかなる治療をしたのか、たとえば日大板橋病院などで脳死（前脳死）状態を回復させる脳低温療法などがおこなわれているが、そういう療法をこころみたのかどうか、つまり、この入院患者を救命するための医療をしたのかどうか、そこは絶対にあきらかにしなければならないはずです。

脳死を判定するのは臓器移植が前提になっているからとはいえ、実に手回しがよい。記者会見は法的脳死判定の直後におこなわれていますが、翌日には全国五病院ではやくも移植手術が実施されたわけで、おそらくは脳死判定よりも相当はやい時期にレシピエント候補の選択がなされていたはずです。やはり、ここでも医師団と家族の間でどんなやりとりがおこなわれたのか（特に家族が提供をもうしでたのか、医師団の教唆によるものかなど）、それもあきらかにされねばなりません。ドナーとその家族のプライバシーににげこませるわけにはいかない問題です。それにしても、本人意思の家族による代行とは、なんという気色のわるい思想でありましょうか。家族が意思決定できない時には医師団が代行できる、というのが次の段取りでしょう。

当事者の意思（自己決定）さえもが「つくられる自己決定」であることがおおいことについてはすでにふれましたが、本人の意思を代行する家族の意思はどのように形成されるのでしょうか。家族意思だけによる臓器提供が慣行化されると、家族への社会圧力は相当つよくなって、あえて臓器提供を拒否したりすれば、世間から「鬼のような人でなし」とみなされる傾向が普遍化し、その結果、家族の「世間体への同調」競争がはじまりそうにもおもわれます。当事者概念の意味転換が際限なく拡張していくことになるのです。脳死患者のベッドサイドで家族にたいしておこなわれる臓器提供の慫慂ないし強要の作業が、医療現場ではグリーフ・ケア（悲嘆回復のケア）とよびならわされていることの本質的なおぞましさをこそ私たちは指弾する必要があるのではないか。

Ⅲ「当事者」概念について

Ⅲ-Ⅰ．社会問題の構築主義

社会学には「社会問題の構築主義」という理論的な立場があります。たとえば、J・I・キツセとM・B・スペクターは社会問題を次のように定義しています。「社会問題は、なんらかの想定された状態について苦情を述べ、クレイムを申し立てる個人やグループの活動である」（村上直之ほか訳『社会問題の構築』マルジュ社、一一九頁）。

社会問題とは、一般に社会構造的な根拠をもって発生し、それゆえその解決には社会構造の変革や社会制度の整備が必要となるような問題群として定義されます。しかし、この定義は一知半解というべきものであって、そこには誰がその問題（群）に問題性を発見し、誰が問題解決の主体になるべきかという視点が欠落しています。その欠落をついて、構築主義は、問題を発見し問題解決をめざして異議を申立てる個人・集団の活動（運動）をこそ社会問題として措定すべきであると主張するのです。したがって、かりに深刻な社会問題が客観的に存在するとしても、その社会問題に問題性を感じて異議を申し立てる運動が存在しなければ、構築主義的にはその社会問題は存在しないということになります。

この構築主義の観点から「当事者」論を精力的に展開しているのが社会学者・上野千鶴子さんです。上野さんは、たとえば、その著『ニーズ中心の社会福祉へ』（医学書院）のなかで、次のようにのべています。「ニーズが潜在化されている限り、当事者は当事者とはならない。社会問題の構築主義の立場に立てば、クレイム申し立て活動の担い手になった時にはじめて当事者は〈ニーズの主体〉として〈主体化〉される」（三七頁）と。

当事者とは、要するに、「ニーズの主体」の謂であるというわけです。つまり、自分自身のニーズを理解して、そのニーズを実現するための構想力をもつことで、人は当事者たりうるという次第です。たとえば、部落問題は、構築主義的にいえば、水平社運動（それにつづく戦後の部落解放運動）によってはじめて社会問題になったというべきで、水平社運動（戦後の部落解放運動）の担い手たる部落民のみが部落問題という社会問題の当事者たりえたということになります。それならば、水平社運動（戦後の部落解放運動）に参加しない、または水平社運動を遠巻きにしてみているだけの部落民は当事者たりえなかったのかどうか。部落問題にかぎらず、他の差別問題領域にあっても法則的に、客観的当事者であるものが主観的には当事者性を拒否することはよくあることですが、その場合、そうした個人や集団は非当事者として排除されるべきものなのか、あるいは排除されてもやむをえないものなのか。ただ、次のような局面も現実にはありえます。部落解放運動が部落問題を社会問題化させたことによって、部落内のフリーライダーも一定の当事者になりえたという事実です。

別の例をあげます。脳死・臓器移植問題における当事者とは誰のことなのかという問題です。狭義にかんがえれば、ドナー、レシピエント、医療関係者、家族・友人・恋人などが一応の当事者としてうかびあがります。しかし、こうした狭義の定義はどうしても排他性をおびることになります。私の考えでは、この問題の主題が「生と死」であるかぎり、生きる人間すべて（場合によっては、すでに死んだ人間も）が当事者でなければなりません。臓器移植問題が訴訟問題になれば、訴訟当事者が一定限定的にならざるをえないのはやむをえませんが、しかし、その訴訟それ自体は臓器移植問題に関心をよせるすべての人間にとっても重大事です。

かりに臓器移植問題の当事者をドナーに限定したとしても、個々のドナーはこの問題にたいして個々の見解を所有しているはずです。その場合は、最終的「当事者」は本人ただひとり、ということも理屈上はありえます。しかし、その場合でも、本人自身が自分のことをどれだけ認識しているかは疑問です。本人の「当事者」資格からの脱落という事態もおこりえないわけではありません。

Ⅲ-Ⅱ.「当事者主権」の内容

私の考えでは、「当事者主権」は自己定義権と自己決定権との二つの要素からなりたっているようにおもわれます。自己定義とは、自分とはいかなる存在であるのか、自分は何をほっしているのかについて自ら定義する権利を意味する概念です。別言すれば、他者からおしつけられる定義やイメージに抵抗する権利でもあります。もう一つの自己決定権についてはすでにふれましたが、要するに、自分にかんする事柄は自分が決定する権利をさしています。自己定義のない自己決定などありえないというのが「当事者主権」論の前提になっていることはあきらかです。

たとえば、医療の現場において病者の「当事者主権」論が有意味的であるのは、それが医療における伝統的なパターナリズムへのアンチ・テーゼとして、アクチュアルな意義申し立ての源泉になりうる論理であるからです。社会学者タルコット・パーソンズの有名な「病人役割（sick-roll）」概念は、この医療におけるパターナリズム内部での病者の機能的なあり方を予定調和的にえがきだしたものでした。そこでは病気は一種の社会的逸脱行動として把握され、病者がその逸脱性から脱却するにははたすべき一定の役割があると主張されていました（佐藤勉訳『社会体系論』青木書店、四三二〜三頁）。それが医療のパターナリズムの軍門にくだる過程であるかぎり、病者の「当事者主権」などは実に問題にもならなかったのであります。それどころか、実際問題として、入院経験のある人なら誰もが大なり小なり体験したはずの「自己定義と自己決定の医者への譲渡」をやはり問題にしないわけにはいかないのです。

その意味で人間の自律主体性を強調する「当事者主権」論には重要な意義があるといわねばなりません。たとえば、先にふれた上野千鶴子さんには中西正司さんとの共著になる『当事者主権』（岩波新書）という仕事があって、そこでは当事者主権について、「当事者主権は、何よりも人格の尊厳にもとづいている。主権とは自分の身体と精神に対する誰からも侵されない自己統治権、すなわち自己決定権をさす。私のこの権利は、誰にも譲ることができないし、誰からも侵されない、とする立場が〈当事者主権〉である」（三頁）と定義していました。理念型としての「当事者主権」についての定義としては、これで十分でありましょう。

しかし、自己定義権にしても自己決定権にしても、それらはあらかじめ自己の内部に構成されて蓄積されているものではありません。自分が自分にたいしておこなう自己定義はいかようにも可能ではありますが、かりにただしく自己を定義できたからといって、それで自己のアイデンティティが安定するというものではありません。アイデンティティ安定の要素としては、自己定義と、その自己定義を承認してくれる他者の存在がどうしても必要なのです。問題は、自己定義を承認する他者がいかなる他者であるかというところに焦点化されるでしょう。いずれよせよ、自己が他者〈との関係〉の函数である以上、純然たる自己定義などというものはありえないというべきです。

もう一つの自己決定権ですが、「させられる自己決定」の陥穽についてはすでにふれたので、ここでは自己決定論がしばしば自己責任論にリンクすることの問題性をとりあげます。そのリンクのありようはおおむね、人間には自己決定権がみとめられているから、自己決定によってなされた自己の行為の結果については全面的に自己責任をおうべきであるという言説形態をとることになります。すなわち、自己決定という「権利」がいつしか自己責任という「義務」にすりかえられるのです。

むろん、上野さんらの議論には、パターナリズムの一形態ともいうべき専門家支配への批判がふくまれていて、おおいに首肯できます。いわく、「専門家は〈客観性〉の名において、当事者の〈主観性〉を否定してきた。当事者学があきらかにするのは、当事者でなくてはわからないこと、当事者だからこそわかることがある、という主観的な立場の主張である。したがって、当事者主権とは、社会的弱者の自己定義権と自己決定権とを、第三者に決してゆだねない、という宣言でもある」(一七頁)。ここで、上野さんらが徹して社会的弱者の「当事者主権」を強調していることがわかります。パターナルな統制側の眼差しを否定したところに成立すべき弱者の主権＝尊厳の強調です。

社会的弱者の主権としての「当事者主権」を強調する一方で、上野さんらは社会的弱者以外の存在の「当事者」性についても言及しています。「むしろ当事者学は、あなたはどの立場に立つのか、という問いを聞く人に突きつけるといってよい。社会的弱者についてはあなたが〈何もしないこと〉——不作為の罪——が差別の加害者に加担する結果になるように、当事者学は、実のところ、どんな差別問題にも、非当事者はどこにもいない、ということをも明らかにしてきた。なぜなら、差別を受ける者が当事者なら、他方で差別を作る者も、うらがえしの意味で差別の当事者だからである」(一六〜七頁)。

差別問題についての「非当事者」などはどこにも存在しないという考え方は、差別側こそが差別問題の第一当事者とかんがえる私の思考方法と微妙にかさなり微妙にずれていますが、その点には深入りしません。ただし、被差別側の自己定義権と自己決定権とを第三者(差別者側をふくむ)に決してゆだねないことが「当事者主権」の主内容であるとするならば、差別側の「当事者」性については、どのような定義をすべきなのか、またはそれが可能なのかについての議論が必要であるようにおもわれるのですが、その点への言及はなかったようにおもいます。

Ⅲ-Ⅲ．「当事者」概念の陥穽

私が名ばかりの運営委員として参加している日本社会臨床学会ではこのところ、「当事者」概念についての議論がもりあがっており、学会誌『社会臨床雑誌』においても、学会のシンポジウムにおいてもこのテーマがくりかえしてとりあげられました。私自身はこの議論に直接には参加してきませんでしたが、関心をもって事態の推移をみまもってきたところです。学会での議論の火付け役は川英友さん（静岡英和学院大学）で、『社会臨床雑誌』（第一六巻第三号、二〇〇九年三月）に「〈当事者〉概念の落とし穴について」を寄稿されたのが出発点でした。そこで川さんは、「当事者」概念についての疑問点を次のように六点にまとめて提起していました。

①人と人との関係性を分断してしまうことはないのか
②当事者からの要求という形で、支援や制度が作られることは必ずよいことか
③「当事者」という概念は、人間に苦しみをもたらしている社会構造や社会規範・社会関係の問題を巧妙に隠蔽・温存してしまうことがありうるのではないか
④「当事者」という枠の中に入れなかったり、枠そのものを拒否したりする場合、困っても助けをもとめることはできないのか
⑤当事者という概念が、社会の中で困っている人間にたいして、ニーズを満たすことを条件に、ある枠組みや行為を強いていくことにならないか
⑥当事者という言葉は、特定の人々に理不尽な差別や人権侵害を受けるリスクを負わせてしまう

可能性があるのではないか

川さんのあげた問題点のなかから私の問題意識にショートする部分をいくつかとりあげて、かんがえてみたいとおもいます。

まず、①の人と人との関係性の分断という指摘について。前にふれた「足を踏まれた者の痛みは踏まれた者にしかわからない」という有名な言説に関連するもので、要は、「当事者のことは当事者にしかわからない」というところに収斂する考え方です。当事者にはわかるが、非当事者にはわからぬという切り捨ては、当事者の絶対化、非当事者の従属化を結果し、つまるところ、連帯意識の磨滅ないし否定につながるのではないかということもかんがえねばなりません。私自身がいまもひきずるトラウマの源泉になった私の「差別者体験」を想起しないではいられません。

あるいは、かつて日本脳性マヒ者協会全国青い芝の会のなかで議題化された「健常者は障害者の手足」論にも関連するテーマです。単純に「手足」論をとらえれば、障害者（当事者）の絶対化と健常者（非当事者）の従属化につながる議論になり、それは介護する健常者（この場合はおもにグループゴリラの成員）をかなり困惑させたものです。運動の趣旨は健常者中心社会を変革することですから、その点からすれば障害者も健常者も当事者性において同格であるはずなのに、健常者が障害者のたんなる「手足」でしかないのなら、健常者は障害者運動にどのようにかかわればよいのかと、なやむことになるのは当然です。しかし、青い芝の会は脳性マヒ者の集団ですから、生活においても運動においてもかならず健常者の介護を必要とします。このように障害者の運動と生活とが混然一体になっているところから議論の混乱が生じてきたのではないかと私は当時おもいましたし、今も基本的にはそのように理解しています。まちがっているかもしれませんが、青い芝の会としては、生活領域においては健常者も「同格」、運動領域においては「手足」とかんがえていたのではないかとおもうのです。というのは、運動領域においてはしばしば健常者による「引き回し」が懸念されるからです。青い芝の会が健常者にたいして、健常者（つまり障害者にたいする抑圧者）としての立場を自覚するよう訴える、その独特の訴え方が「手足」論ではなかったかというのが私の理解です。

次に②の当事者の要求で支援や制度がつくられることの是非について。たとえば、ある施設が当事者の要求で設置された時、それが当事者と非当事者、利用者と支援者の分断に絶対につながらないとはかならずしもいえないのではないか、という論点です。以前、和光大学名誉教授の篠原睦治さんからつたえられたケースは私自身も自分のいる大学で経験したもので、その後の私の考えを相当おおきく発展させたものでした。それは、学内のバリア・フリー化が障害者と健常者との対話のチャンスをかなり削減してしまったのではないかという篠原さんと私の共通の問題意識です。私のいる大学でも学内はいまやほぼ完全バリア・フリーになっていて、車椅子の学生も松葉杖の学生も自由自在にひとりでどこにでもいくことができます。かつてバリアづくめの時代、たとえば車椅子の学生が周囲の学生に「二階にかつぎあげてよ」と要求したときに、そこにさまざまな「空気」が醸成されました。時に矛盾や葛藤や差別といった複雑な局面も現出しました。よしんばそこにさまざまな問題性をはらむ空気が醸成されたとしても、しかし、そこには確実に一定のコミュニケーションが成立していたのです。バリア・フリー化の完備は、そのような対話をうばってしまった側面をもっていたとおもいます。そのような事態から、私は私自身のひとつのテーゼをつくりだしたものです。「差別のない無関係性よりも、差別のある関係性をもとめるべきではないか」というのが私のうみだしたテーゼでありました。もちろん、いうまでもないことですが、私はバリア・フリーやユニバーサル・デザインなどを否定しているわけではありません。

次に⑥の「当事者」概念は、差別のリスクを特定の人に負わせないか、という問題。たとえば、部落問題の場合、いわゆる部落民がカムアウトしないかぎり、その人物が部落民であるか否かを認識することはできません。被差別者がカミングアウトをつうじて当事者性を構成するともいえるわけですが、当事者が被差別者である時、そのカミングアウトは時に差別のリスクと隣り合わせになる可能性をもちます。最近では、部落問題の客観的な変化をベースにして、「寝た子をおこすな」という議論があらためて主張されはじめています。カムアウトしないことによって問題所在を不可視の状態におくことが、問題解決の方策たりうるという伝統的な考え方がいままでは積極的な反差別論として一部の人々のなかで展開されつつあります。社会問題の構築主義の立場にたてば、当事者性の消滅が問題存在の消滅を担保するということは一応いえますが、「寝た子」がいずれは法則的におきるように、被差別側の主観的な「寝た子」状態を差別側がどこまで許容するか、その点についてはまったく見通しがありません。また、差別側が「寝た子」を強要する時にも、まったく別の問題が発生することになります。

ところで、「当事者はつくられる」、という別の問題もあります。勉強のできない子ども、落ち着きのない子ども、感情をうまく表現できない子どもなどは古今東西にあまねく存在していました。私の小・中学時代をふりかえっても、クラスに一人か二人、かならずといってもよいほどにそんな感じの子どもがいたと記憶します。しかし当時、そのような子どもへの特別な眼差しはほとんどなかったとおもいます。あえていえば、「ちょっとヘンテコリンな子」という程度の受けとめ方があった程度で、ことさらな処遇などは何もなく、それでクラス内が複雑になったり、教室崩壊が生じたりすることもありませんでした。しかし、近年になって、学習障害（ＬＤ）、注意欠陥多動性障害（ＡＤＨＤ）、広汎性発達障害等々の「診断」名がつけられ、かつては「当事者」でもなんでもなかった子どもがいまでは「当事者」と命名され、「当事者としての役割演技」が期待される存在として析出されてきました。二〇〇五年に制定された「発達障害者支援法」が、そうした「当事者」を制度化したのです。支援という名目で適当なレッテルをはられ、いうなれば薬漬けの対象、差別の対象にさえされてきているといわねばなりません。

この文脈でいえば、喫煙病（ニコチン依存症）やメタボリック・シンドロームなど健康増進法（二〇〇三年）以降に登場した問題（いずれも医原病の範疇に属します）も「つくられる当事者」のカテゴリーにはいるものといえますが、ここでは深入りしません（詳細は、拙著『健康幻想の社会学』批評社を参照してください）。ただひとつ最近の事例をあげます。それは日本脂質栄養学会が従来常識化されていた「高脂血症」のレッテルは誤りであったことを証明した出来事です。同学会誌『脂質栄養学』第一九巻第二号（二〇一〇年版）によると、日本動脈硬化学会のガイドラインでは、いわゆる悪玉といわれるＬＤＬコレステロールを一四〇㎎／dL以下（総コレステロールなら二二〇㎎／dL以下）にすることが目標としてかかげられてきたが、それにはまったく根拠がなく、ＬＤＬ値も総コレステロール値もそれ以上にたかい方がはるかに死亡率がひくいという事実が科学的に証明されたというのです。コレステロールを低下させる薬剤のスタチン類は日本で年間二五〇〇億円の売り上げがあり、関連医療費はその三倍にたっするといわれています。スタチン類はＬＤＬコレステロール値をさげるが心疾患予防には効果がないということも証明されました。製薬業界とそれに癒着する研究者や厚労行政がつくりあげた従来の基準値を根拠に「高脂血症」と診断され治療をうけていた人々は、あきらかに「つくられた当事者」であったことがわかります。

Ⅳ「当事者」と「援助者」

「足を踏まれた者の痛みは踏まれた者にしかわからない」という位相についてはすこしふれておきました。たしかに健常者の日本人男性である私に、障害者、女性、在日コリアンの人々の「差別される痛み」をただしく十全に理解できるとはおもえません。開き直るわけではありませんが、それは一言でいえば、他者の経験が私に直接的にあたえられることは基本的にありえないという事情によります。トンカチで指をたたくといった卑近な痛みの場合、同一経験をもつものにはその痛みへの近似的な想像力がはたらきそうですが、その場合でも痛みへの感受性は人によって相当の違いがあるものです。他者の経験はどこまでも他者の経験であって、私にとって直接的なものではないわけです。

もちろん、私は「差別される痛み」や「トンカチで指をたたいた痛み」をある程度まで想像することができます。それは、しかし、間接的な想像であって、もしかすると、ある種の痛みを痛んでいる人が「痛そうなフリをしている」だけかもしれないし、あるいは全然痛くないのに虚偽的に「痛い」といっているだけかもしれません。私がそれらのフリやウソをみぬける保障はありません。

以上の戯れ言を一般化すれば、基本的に自己は他者を完全には理解することができないということになります。こうした考え方は他者を「私」の理解がおよばない高みにおくということでもあって、それは一見すればあたかも他者を尊敬し、他者に敬意をはらっているかのようでありますが、かならずしもいつもそうではないところに問題が発生するように私にはおもわれるのです。つまり、他者を理解できないとおもった場合に、私たちはしばしば当該他者を「理解できない存在」として理解してすませてしまっているのではないか、ということです。

おもえば、私自身、内心忸怩たるものが今ものこっているのですが、かつて障害者解放運動に若干かかわりはじめた頃に、重度の脳性マヒ者の発語をどうしても理解できないにもかかわらず、ある程度まで理解できたフリをしてしまったことがあります。いまなら、理解できるまで何度でも問いかけつづけることをしますが、当時はそれが失礼なことであるとしんじ、理解できないものとして理解するという幾層倍の失礼（というよりも差別というべきでしょう）をくりかえしていたのです。「理解できない存在」として私に理解されてしまった人々の思いに、当時、私の想像力が飛翔することもなかったことを正直に告白しておかねばなりません。いわゆる「認知症」や「統合失調症」の人々が、「理解できない人間」として理解されてしまう人々の典型といえるかもしれません。あるいは、すでにふれたADHDやLDなどのレッテルを診断名としてはられた子どもたちもその範疇にはいるかもしれません。

現行の精神保健福祉法（一九九五年制定）の前身・精神衛生法（一九五〇年制定）は従来の「座敷牢」に象徴される私宅監置を禁止する一方で、措置入院制度と同意入院制度を法的に規定し、精神衛生鑑定医の資格を決定し、自傷他害のおそれのある精神障害者について二名の精神衛生鑑定医の意見が一致し都道府県知事が命令したとき強制措置入院ができることにしましたし、また、精神障害者本人の同意がなくても、保護義務者の同意があれば強制入院できるという同意入院制度も規定しました。この法律はあきらかに「了解不能な人」を精神障害者として析出し、「自傷他害のおそれ」を強調することによって障害者を「何をしでかすかわからない人間」と定義していたわけです。「精神障害者だから了解不能」というよりは「了解不能な人は精神障害者」ときめつけるタイプの解釈枠組みの変更（社会防衛論の導入）をめざしたものだったともいえるとおもいます。こうした解釈枠組みの変更は、「喫煙するから禁煙病」というよりは「喫煙病者だから喫煙する」という最近の医療における認識の変更にもつながっているかもしれません。いずれにしても、他者を「理解不能」として理解してしまえば、もうそれ以上の他者理解の努力は不要になって、結果的には、「理解不可能」とされた人々の言葉を誰もききとろうとしなくなるであろうところがおそろしいのです。

このように、「理解できない人間として理解されてしまう」存在が、本稿の文脈でふれてきた「当事者」であることは、いまさらいうまでもないことだとおもいます。先に引用した川英友さんは同論文のなかで「〈当事者〉という言葉が使われる時、～の〈当事者〉という形で、その言葉は使われる。具体的には、〈障がい当事者〉〈公害被害の当事者〉〈ひきこもりの当事者〉等と使われる。何もないのに当事者ということはない」としるしていました（五四頁）。川さんは当たり前のことを記述しているようで、実は非常に重要な点を指摘しているとおもいます。当事者がおおくの場合、自らひきうけた、あるいは他者からおしつけられたなんらかの属性の当事者として理解されているということは、当該人物がそれ以外にたくさんもっているはずの他の属性がひとまずは捨象されてしまうことを意味します。トータルとしての人間理解と「当事者」理解とが乖離してしまうということでもあります。たとえば、身体障害者とよばれている人が「身体障害の当事者」としてのみ理解されることを希望しているとはいささか想定しにくいことです。

何かの当事者であるということは、その「何か」についていわば「困っている」人であることはたしかです。したがって、「援助者」は当事者の「困っている何か」を支援する立場にある人ということになります。その部分にかぎっての援助者による当事者への理解は可能であるかもしれませんが、何かの当事者としてはその「何か」の部分をこえた全体としての人間理解を要求するにちがいありません。むろん、自分を「理解できないものとして理解される」ことを要求するはずはありません。

パーシャルな理解を拒否するには、パーシャルな属性を基軸にしてなりたつであろう「当事者」性を拒否する以外にないのではないか、とも私にはおもわれるのです。「何かの属性の当事者」がその「何かの属性」を拒否する時には、「当事者」そのものが消滅してしまうのではないかという次第です。たとえば、「援助者」からのパーシャルな理解をまぬかれるために障害者や病者が自らの障害・疾患を拒否したり、障害者・病者として認識され処遇されることを拒否するなどの形で「当事者」性からはみだしたり、「当事者」性をひきうけない場合、その障害者・病者はそれぞれの障害・疾患の「当事者」ではなくなるということになります。当事者が当事者ではなくなるということになれば、その時、「援助者」の位置はいかなるものとして定義されるのでしょうか。卑近な例でいえば、喫煙者は医師の診断によって「ニコチン依存症」の当事者になりますが、自力で禁煙にとりくむ人は「ニコチン依存症」の当事者にはならないので、その場合、医師は当事者不在のゆえに「援助者」たりうるわけにはいかず、したがって消滅する以外にありません。

Ｖ　おわりに

「当事者」なる単純にして複雑な概念をめぐるあれこれの議論についての私の考えをのべてきましたが、残念ながら、整然とした論理にはなりませんでした。しかし、たとえば差別問題をかんがえる時には、純然たる「非当事者」などが存在しないことをあきらかにできましたし、また、「当事者」なる独立変数は成立せず、「当事者」概念はつねに他者存在（多くの場合、「援助者」がこれにあたります）を前提とする従属（依存）変数であることもある程度まで説明できたとおもいます。

「当事者」が「援助者」を全面的に信頼できる時には、援助のすべては援助者たる他者にゆだねられるでしょう。しかし、それはどこまでも一種の理念型であって、現実にはそのような幸福な関係性がなりたつことはまれであります。そうした理念型の欺瞞性をついたのが、青い芝の会の

「健常者は障害者の手足」論テーゼであったともいえましょう。

「当事者」概念が複雑になるもうひとつの理由は、当事者性の主張が当事者の権利であると同時に、周囲からの役割期待にこたえねばならないとおもう当事者としての責任・義務の観念と結合しているところにあります。「私のニーズは私が決める」というのが当事者主権の出発点であることは事実でしょうが、そのニーズが真実、当事者の内奥からよびさまされているかどうか、そこは当事者自身もよく内省すべき点だとおもわれます。ニーズそれ自体がすでに当事者の外部で創作され、それを当事者の本来の要求を変形させているということも実際にはあるからです。

さらに当事者だけがニーズを自覚して要求できるのなら、当事者性を拒否したり否認したりしている人は、そうしたニーズと無縁な存在としてきりすててもいいのかどうか、という問題もあります。あるいは、自らは当事者を自認していても、たとえば統制側などの他者が当該人物の当事者性を認定しない場合、当該当事者は自らが当事者であることをどのように主張しうるのかという問題もあります。

そして最後に、当事者が属性としてのパーシャルな当事者性への理解を拒否した時に、「援助」側という社会的な存在はなりたちうるのか否かという問題もあります。その時、援助者は、「何かに困っている」部分的な「当事者」ではなく、その人の全体の理解者たらざるをえなくなりますが、そのときの「援助者」はもはや「援助者」という単なる役割存在ではなくなっているはずです。つまり、そのような局面においては、もはやニーズとケアの相互交換といった援助の現場などではない、まったくあらたな関係の磁場を構想しなくてはならないのではないでしょうか。

第五章 「もつこと」と「あること」

——〈いのち〉を考える

Ⅰ 私の〝パノプチコン〟経験

私には二度にわたる入院体験があります。「病者」である私が医者の診断によって「患者」となり、患者として入院生活をおくるなかで、当然といえば当然ながら、医療や医学にたいする視点がおおいに変化しました。

一九七〇年代から九〇年代初頭にかけて、私は比較的長期にわたる医学ジャーナリスト（毎日新聞学芸部）の経歴をつみました。その当時、私は医学生とおなじか、またはそれ以上に医学を勉強せざるをえなかったがゆえに、専門的な知識をおおいに身につけたとおもいます。むろん、その知識はどこまでも断片的でしかなかったにせよ、ある一定の領域については駆け出しの医者にまけない程度に蓄積されていたはずです。そのころの知識は、いまはもう使い物になりませんが、当時は専門医にインタビューしても、知識量の差にさほど卑下することもなく比較的堂々とわたりあうことができていました。

四四歳の一九八八年、私は「大腸癌」を宣告されて入院、開腹手術をうけました。開腹手術をうけると、かなりたかい確率で後遺症ともいうべき「腸の癒着」現象(亜型イレウス)が発生します。私もそれにかなりなやまされましたが、発症すれば腹部をあたため安静をとると、おおむね瞬時にして回復するので、騙しだましでやりすごす生活をつづけていました。ところが、大腸癌手術から一〇年ほどたった頃、島根県大田市へ講演旅行にでているさなかに発症してしまったのです。これでは安心して旅行ひとつできないとおもい、おもいきって亜型イレウスの手術をうけることにしました。これも大腸癌手術と同様、成功裏におわり、以後、私は癌のサバイバーではあるが、それなりに健康にすごしてきたとおもっています。

ここでは、私の入院患者体験を「パノプチコン」体験として一般化したいとおもいます。パノプチコンとは、イギリスの功利主義哲学者ベンサムが考案した監獄の構造を意味します。それを現代の規律訓練型権力の運用方式の説明概念として豊富化したのが、かの有名なミシェル・フーコーでした(『監獄の誕生』田村俶訳、新潮社)。

「パノプチコン」は、別名「一望監視装置」ともいうように、囚人を監視する看守にはすべての囚人の姿を、その一挙手一投足におよぶまですべて掌握できる、そのような構造の監獄です。他方、囚人からは看守の姿がみえないので、自分が監視されているのか否かがわからない構造になっています。このような状況が長期化すると、囚人の内面にどのような変化がしょうじるか。最終的には、囚人が自分で自分を監視するという局面がうみだされるのです。囚人自身が自分を見張る看守になってしまう。これは監視、管理、監督する側からすると、非常にロー・コストないしノー・コストの管理方法であるといえます。このような絶妙な構造をもった監獄が「パノプチコン」です。

現代の規律訓練型の権力運用を説明する非常に有用で、かつ非常に説得性のある概念だとおもいます。まさに現在の病院、あるいは学校、場合によっては諸々の社会福祉施設など、そういったトータル・インスティテューション（全制的施設）に共通するものだといってもよろしい。トータル・インスティテューションとは、被収容者の生活を丸抱えにし、規律によって統制し集団行動をとらせる施設のことです。社会学者E・ゴッフマンはこのトータル・インスティテューションを「アサイラム」ともよびました（石黒毅訳『アサイラム――施設被収容者の日常世界』誠信書房）。

病院生活というアサイラム経験のなかで、私がもっとも困惑したのは、手術前日におこなわれた「術前剃毛」です。つまり、陰毛の剃り落としです。それも私の場合、うらわかい美人の女性看護師が担当されました。この経験は、私がうまれてはじめて感得した非常な屈辱感をともなったものでした。このプロセスを経過して、私自身、ほぼ全面的に無力化されたことをいまも判然と記憶しています。この経験によって、私の病院システムへの降伏が最終段階にはいったともいえます。もちろん私にとって屈辱であるばかりでなく、仕事とはいえ、うらわかい女性看護師にとっても、これはあまり愉快な作業ではなかろうともかんじましたが。

当然、私は主治医に質問しました、「開腹手術前になぜ剃毛するのか」と。主治医がいうには、

「感染を防止するため」。当方は素人ながら、術前剃毛と感染予防との間に関連性があるともおもえず、退院後、文献的に調べました。やはり、予想どおり、その時点よりかなり前の段階で、アメリカでは術前剃毛をしないことが一般的になっていたことをしりました。では、なぜアメリカでは術前剃毛をしないのか。それは日本で術前剃毛をしている理由と同じであって、「感染を防止するため」でありました。医学的に無意味なことが何故おこなわれるのか。おそらく、それが患者無力化の儀式として有効性をもっていると、医療側がかんがえているからでありましょう。いや、かんがえてもいないかもしれない。ほとんど無意識の習慣でしかないかもしれないが、結果的には絶妙の効果をもたらす儀式になっているのです。

実際、医者と患者との間の権力関係は徹底的に非対称的であって、いかに私に一定の医学知識があったとしても、ひとたび患者の境涯におちいれば、ほとんど無抵抗の状態に馴致されてしまうのです。私はまさにパノプチコンの囚人とおなじであって、医者の目で自分をみている自分自身のありように気がついて、心底からゾッとしたものであります。

類似の儀式は他にもあって、有名な「大名行列」もその範疇にぞくします。病院長や診療科長の教授が先頭にたって、その背後に部下の医者たち、それに看護師などのコ・メディカルをぞろぞろひきつれて一巡する儀式です。院長回診や教授回診に意味があるかというと、医療的にはほとんど意味がありません。病院長や教授がひとりひとりの患者について熟知しているはずもありません。それでももっともらしく、ひとりひとりに一声ずつかけてゆく。すると、患者たちは無理にでも身体をベッドの上におこして正座し、一行がとおりすぎるまで非常に恐縮してかしこまる、あの図式です。むろん、医療行為としてはナンセンスだが、患者無力化の儀式としては有意味的です。昔の大名行列を平伏してやりすごす平民とおなじであって、医者・患者関係における権力の非対称性というものをおもわないではいられません。

唐突ながら、ここでマルクスの託宣をおもいだします。『資本論』第一巻の中で、中心的な議論とは無関係なことがらをマルクスは脚注のような形で次のように記述していました。

「その人が王であるのはただ他の人々が彼に対して臣下として振舞うからでしかない。ところが、普通の人たちは反対に、彼が王だから自分たちは臣下なのだと思うのである」――。

マルクスとはまったく立場のことなるマックス・ウェーバーにも、実は、マルクスに類似した言説があります。

「支配とは、ある内容の命令を下した場合、特定の人びとの服従が得られる可能性を指す」（社会学の基礎概念』岩波文庫、八六頁）。

マルクスもウェーバーも、「支配とは服従のチャンスを意味する」とかんがえていたことがわかります。つまり、支配が安定するのは、一定の支配の形態が服従者によって正当化された時であるという捉え方です。要するに、支配は、服従者の自発的な服従がなければ成立しないし、自発的な服従があってはじめて支配というものが成立するのです。とすれば、いささか諧謔的ですが、「支配＝服従」という等式が成立することにもなるわけです。

病院内における医者・患者関係もそのような一方的な構造になっていて、その中で患者自身が医者の目で自分を見るというプロセスをへて、全面的に服従していくことになりますが、このような構造の中で権力関係が安定してしまうのではないかと私は自分の体験をとおして確認しました。

Ⅱ　生臭い「臨死」という概念

安楽死・尊厳死問題の全体的な問題状況については、拙著『健康幻想の社会学』(批評社、二〇〇八年) を参照されることを期待しながら、ここではまず、二〇〇七年五月に発表された「尊厳死の法制化を考える議員連盟」の発想法を俎上にのせて批判的に検討することにします。その名称は「臨死状態における延命措置の中止等に関する法律案要綱(案)」となっています。現時点においては、なおも法律案の要綱案の段階ですが、到底看過できるものではありません。

さらには、日本尊厳死協会の「延命措置中止の条件」についても、議論します。

Ⅱ-Ⅰ. 「臨死」を強調する議員連盟

要綱案を一読して感性的な不快を感得せざるをえなかった理由は、たぶんそのレトリックにあります。「安楽死・尊厳死」にもその言葉の甘美さと内実の酷薄さとの距離の大きさのゆえにきわめて大きな不快感をおぼえますが、それをさらに「臨死」といいかえるレトリック上の不愉快を指摘せざるをえません。「安楽死・尊厳死」などというよりも「臨死」なる概念をもちいる、その心根がいやしいのです。「臨死」とは「いま、まさに死にのぞむ」ことであって、この言葉のもつ緊迫性ないし緊急避難性を利用・強調し、それをとおして安楽死・尊厳死の正当化をはかるという、そのような意図的な意識操作が不快なのです。

むろん、「臨死」なる概念が終末期医療においてもちいられないわけではないものの、すくなくとも安楽死・尊厳死の領域で使用されることはこれまでありませんでした。「臨死」で連想できる言葉は「臨死体験」です。そして、「臨死体験」という言葉から誰もが想起するのは鈴木秀子という存在です。彼女は聖心女子大学の国文学（日本近代文学）の元教授で聖心会のシスターでもあります。彼女は不慮の事故に遭遇し瀕死の重症になりました。ところが、さいわいなことに彼女は一命をとりとめたどころか、完治したのです。死の淵からの甦りです。彼女は甦りの体験を「光に包まれる体験」と表現しています。それればかりではなく、甦ると、彼女はながくなやまされてきた難病の膠原病からも解放されたというのです。彼女のまことに不思議な臨死体験については、その著書『臨死体験・生命《いのち》の響き』（大和書房）に詳細にえがきだされています。

むろん、彼女とおなじような臨死体験の所有者は他にもいます。そんなにおおくはないが、例外というほどにすくないわけでもありません。瀕死状態からの生還という文脈での臨死体験は、きわめてかがやかしい事態を意味します。議員連盟としては安楽死・尊厳死を実施しなければならない緊迫性を強調したつもりでしょうが、「臨死」という言葉遣いは議員連盟の意にはんして、ある意味でのブーメラン効果（やぶへび効果）を発揮するのではないかと、私としてはいささかの失笑をきんじえないところです。

それはともかく、次に、この法律が奇妙なのは、「延命措置の中止等」としるしておきながら、延命措置の中止等がいかなる法益をもたらすのかという点についてはまったく記載していないところです。この法律ができたならば、いったい誰がどういう利益を獲得することになるのか、決定的に重要な内容が完璧に欠落しているのです。

また、「延命措置の中止等」の「等」の中には「中止」だけではなく、延命措置をはじめない「非開始」もふくまれています。「延命措置の中止」にしても「延命措置の非開始」にしても、医師の裁量によって無限の拡張解釈が可能になるところが問題です。結果的に、どのような事態が発生してくるかというと、おそらくは放置死の合法化、すなわち「死なせる医療」の正当化というものであるとかんがえられます。

この欠陥法律案でも、一応はいくつかの概念について定義はしています。しかし、それが定義といえるかどうか、若干検討してみる必要があります。

まず、「臨死状態」という概念については、「疾患に対して行い得るすべての適切な治療を行った場合でも回復の可能性がなく、かつ、死が切迫していること」と定義しています。私はこのような定義を定義としてみとめるわけにはいきません。第一、現代の医学は「不治かつ末期」を診断できる能力をもちません。たとえば、癌末期の場合。末期癌の予後について医師は「余命六カ月」とか「余命一年」などと宣言しますが、その宣言に確実な根拠があるわけではない。いわば経験による勘であって、その意味では「出鱈目」とまではいえないにしても、たしかな予測ともいえません。おおくの場合、末期癌への予後宣言はあたりません。なぜかというと、たいていの医者は余命の期間を短めに宣言するからです。「余命六カ月」と宣言して、患者が仮に一年、二年と生きながらえた場合、患者およびその家族から感謝されることはあっても、非難されることはまずないはずです。

また、「行い得るすべての適切な治療」など、医療の理想としてはありえても、現実には存在しません。したがって、議員連盟の法案の前提条件それ自体が欠落しているといわねばならないのです。現実問題として、「病院のたらい回し」はそれこそ日常茶飯事であって、「適切な治療」のシステムなど全然整備されていないのが実情です。ありもしない状況を前提にして立論するのは、科学ではなく、まさにイデオロギーであります。

おおくの脳外科医が強調するのは、「救急医療前の処置が予後を決定する」という点です。私たちは、この指摘をもっと重視すべきです。心肺停止状態では、救急車到着までの間の心マッサージや人工呼吸などの蘇生措置がどれほどおこなわれていたかが、その後の生と死の予後にとって決定的な重要性をもつのです。ようやく病院にたどりついたときに、心肺停止状態になってしまっている場合の予後は非常にわるい。ゆえに前救急的な、つまり、プレ・ホスピタルでの処置が重要ですけれども、それも整備されているとは到底いえないのが現状であって、そういう意味でも「行い得るすべての適切な治療」に言及するのは時期尚早というほかありません。

さて、「延命措置」は、「臨死状態にある患者の疾患の治癒を目的としないで、単に生命を維持するための医療上の措置」と定義され、その措置の中には、「栄養・水分の補給を含む」としています。ところが、脳死状態患者、前脳死状態患者にはかなり回復例があるのです。たとえば、日大板橋病院の「脳低温療法」が先駆的に有名ですけれども、今は日大板橋病院だけではなく、かなり多くの病院の脳神経外科で行われて、相当良好な成績をあげています。また、遷延性意識障害からの回復例も非常におおい。この人たちがどうして回復するかというと、延命措置をうけていたからです。むろん、延命措置をすればかならず救命できるとはいえないにしても、延命措置をしなければ回復のチャンスは確実に消失してしまいます。

『サンデー毎日』(二〇〇九年一二月一三日)の記事を紹介します。二三年間にわたる「植物状態」から(「植物状態」というのは差別的な言葉なので普通は使わないのですが、今は『サンデー毎日』を引用しているので、この言葉をそのままもちいます)、指先でキーボードを押してコミュニケーションがとれるまでに回復したベルギーの男性の事例を報道していました。交通事故で意識不明になって、いわゆる「植物人間」だと宣告された。医師は「安楽死」の実施をすすめたらしいのですが、母親は「この子には意識がある」と拒否しました。このままベルギーにいたのでは「安楽死」させられてしまうとかんがえた母親は、アメリカに五回も渡って最新の治療をうけさせたのです。この母親の執念がみのったのか、ついに一人の医師が、脳がほぼ正常に機能していることを発見するのです。おどろくべきことに、この患者にはベッドサイドでの会話が全部きこえていたということです。医者が「回復の見込みがない」とか「この人は何もわかってない」などと説明しているのをきいていたというのです。医者の心ない発言をこの患者はきいて非常に立腹したが、それを表現できないもどかしさを長期間たくわえていたのです。

ふたたび、法案にもどります。延命措置中止の手続きの第三項にはこのような記載があります。「脳死状態を判定した医師は厚生省令に定めるところにより、直ちに当該判定の的確性を証明する書面を作成しなければならない」。脳死判定の適格性を証明することが実際に可能なのかどうか、脳外科医の中でも意見がわれています。もちろん、一定の判定基準は存在しますが、判定基準そのものの妥当性が完全に証明されているとはいえません。

以上に紹介した要綱案については、日本医師会も反対意見を表明しました。反対の意思それ自体は評価できるが、その内容は評価できません。なぜなら、日本医師会のトーンはいつもワンパターンであって、延命措置を中止した場合にとわれるかもしれない民事上・刑事上の責任への免責条項が法案にふくまれていないから反対だというのです。「敵の敵は味方だ」という戦術的な評価もありえましょうが、しかし、日本医師会のこのレベルでの反対態度はあまりにも利己的であって賛同することはできません。

Ⅱ-Ⅱ．尊厳死協会の「延命措置中止」要件

議員連盟の法案要綱（案）の二か月ほど前に、「日本尊厳死協会」が延命措置中止の条件を公表しました。その条件は次の三点です。第一は「患者本人の意思表示」、第二は「複数医師の意見一致」、そして第三は「苦痛の除去が目的」。これらがそろえば安楽死・尊厳死の実施が可能だという主張です。

ここでは、「患者本人の意思表示」の要件を検討してみます。ここでの「意思」とは、「死にたい」という意思を意味します。このような意思がどのように形成されたのか、そのプロセスあるいはその動機・誘因・理由をかんがえることが非常に重要です。この要件は、第三の「苦痛の除去が

目的」という要件ともリンクします。除去されるべき苦痛の内実とは何であるかという問題です。肉体的な極度の苦痛は、もちろんありますが、それは何としても軽減・除去しなければなりません。はげしい疼痛などの苦痛にたえねばならない理由はありませんし、たえることに何かの価値があるわけでもありません。場合によっては、緩和医療が結果的に生命を短縮することはありえますが、私はそれをしも否定したい気持ちにはなれません。

このような肉体的な苦痛以外に、精神的な苦痛、あるいは経済的な苦痛もありえます。さらには家族にたいする「気兼ね」といった社会的な苦痛もあります。そのように多様な苦しみを医療関係者がただしく認識できるかというと、おおむね不可能だといわざるをえません。かりに精神的・経済的・社会的な苦痛が軽減・除去されるならば、そのことが肉体的な苦痛を緩和するであろうこともじゅうぶんに期待できます。

次に、尊厳死協会が提示している「延命措置中止の対象」を問題にします。対象として六つの病態があげられています。まずは癌・ALS・持続的植物状態。尊厳死協会をはじめ尊厳死法制化推進論者たちは、「植物状態」や「植物人間」という言葉を意図的に頻用しますが、一般的には「遷延性意識障害」とよびます。すでに指摘したように、「植物状態」という概念は、結局、動物的な機能を喪失した存在だとみなす見方、すなわち差別的な眼差しにみちた人間観をふくんでいることに、再度の注意を喚起しておきます。そして、「呼吸不全・心不全・腎不全」、「高齢者」、「救急医療」をとりあげ、それらの状態を延命措置中止の対象としてあげられています。

奇妙なことに、ALS（筋萎縮性側索硬化症）については、「治療法がないので不治」としながら、

「末期」とは定義していない。実際、ＡＬＳは仮に不治ではあっても、末期などではありません。尊厳死協会も以前は、延命措置中止の条件として「不治かつ末期」をあげていましたが、ここにきて「末期ではない病態」についても「延命措置の中止」あるいは「延命措置の非開始」の対象に設定したことがわかります。この絶望的な方向性は、高齢者をさえ延命措置中止・非開始の対象にふくめることによって、一層明確になったといえるのではないか。仮に不治ではあっても、末期などではないという病態や症候はいくらでもあります。にもかかわらず、尊厳死協会はそのような人々のすべてを「生存するに価値のない生命」ときめつけ、滅却・抹殺してもよいとする方向性を非常に鮮明にうちだしたのです。

Ⅲ　「他者の死」を待ち望むのか

脳死・臓器移植は、「他者の死」をまちのぞまないでは成立しがたいタイプの医療です。医療が患者本人の領域内では完結しないという意味で、非常に特異で問題含みの療法だといわねばなりません。

改悪臓器移植法の目的の一つとしてあげられていたのは、移植臓器不足の現状を解決することでありました。しかし、誰がどのようにかんがえても、臓器不足が解消されることはありえません。たとえば、現在、この国に透析患者が二六万人おられますが、仮にこの人たちを脳死・腎移植という医療で治療しようとすると、常識的にかんがえれば最低一三万人の脳死者と、その人たちの脳死段階での臓器提供が必要になるわけです。それは絶対に不可能なことです。改悪臓器移植法の目的のひとつが実現不可能ですから、本来的には、法の改定自体が無意味であることがわかるとおもいます。

Ⅲ-Ⅰ. 脳死は「人の死」ではない

私は改悪臓器移植法の成立過程をかなり真面目にウオッチしていましたが、脳死の問題や臓器移植の問題が真剣かつ誠実に考察・議論された形跡はまったくありませんでした。人間の生と死をめぐる根本的な問題が法案にふくまれているのに、この法案を審議する国会議員の態度は党派に関係なく、なべて不誠実そのものだったとおもいます。

たとえば、法案のA案からD案までの中間報告がおこなわれた衆議院本会議をテレビ中継でみていた私は、議員の大部分が居眠りしているか、仮にめざめている議員でも隣の議員と私語するばかりで、真面目に報告者の報告に耳をかたむけている議員がほとんどいないことを発見して、ア然としながら、実に寒々しい気分をあじわいました。問題を他人事としてしかかんがえていない議員たちによって法律がつくられ、かえられていく、これを頽廃といわずして何というべきでありましょうか。

この改悪法の骨子は、すでに周知のとおり、脳死を「人の死」と決めつけ、さらには「家族による本人意思の代行をみとめる」とするものでした。そして、「ドナー（臓器提供者）の年齢制限の解除」。法の骨子のすべてに、私は「異議あり」であります。

第一に、脳死は「人の死」なのか。私は脳死が「人の死」であるとはおもいません。一九九一年の脳死臨調においても、また今回の改悪臓器移植法においても、「脳幹を含む全脳が不可逆的機能停止に至れば、身体の有機的統合性は失われ、多くの場合、数日内に心停止する。よって脳死は人の死である」という独断を前提にしていました。だが、そうした決めつけは前提部分において崩壊しているのです。それというのも、現実に「長期脳死患者」とよばれる人たちがかなりおられるからです。つまり、「長期脳死患者」の存在は、「脳の機能停止」が必ずしも「身体の有機的統合性の損失」を意味するものではないことを証明しているのです。したがって、仮に脳死・臓器移植推進論者の論理によりそった場合でも、「よって脳死は人の死ではない」と結論するのが論理の筋道というものでありましょう。

当時の厚生省が、一九八七年から一九九九年の一二年間にわたる小児の脳死例を調査していま す。それによると、小児脳死が一三七例あり、そのうち三〇日以上心臓死にいたらなかったのが二五例（一八％）、二〇〇日以上心臓死にいたらないのも二人おられたということです。世界全体をみると、現時点では最長二一年間という長期脳死患者の存在が確認されています。

改悪臓器移植法が話題化し始めた二〇〇六年三月、日本弁護士連合会は非常に意義のある意見書を提出しました。いわく、「脳が身体の有機的統合性を制御していることを証明した論文はその時点（二〇〇六年三月）までに皆無である」と。私も、日弁連に刺激されて関連文献をあたってみましたが、管見のかぎりでは、日弁連意見書以後も「脳が身体の有機的統合性を制御している」ことを証明する文献を発見することはできませんでした。

次のような事例もあります。新潟大学医学部で一九八五年、妊娠三四週の二六歳女性が脳死判定後七時間後に経膣分娩をしているのです。生まれた子どもは、その後順調にそだっているということです(『産婦人科治療』第五〇巻第一号)。「死者の出産」ということが現実にありうるわけもありません。死者ではないから出産できたのです。

二〇〇六年三月、秋田赤十字病院で長期脳死状態の四〇歳代の女性患者が延命措置を中止されるという事件が発生しました。かならずしも死期がせまっているわけでもないのに、そこで呼吸器をはずしてしまったのです。まさに生命の切り捨てであり、殺人行為でもあります。長期脳死者を「無価値な生命」とみなす優生主義的な発想法が医療関係者の中に厳然と存在していることを証する事例であったといえましょう。

「脳死は人の死である」とするタイプの認識が、やがてはＡＬＳや遷延性意識障害や高齢者などにも適用されていくであろうと予測されます。このような発想法にたいして、経済的な面で医療費の抑制・削減政策を推進する勢力がたちまち同調していくであろうことは火をみるよりも明らかではないでしょうか。

少々ふるい例を紹介します。一九八一年、黒木良和(小児科医)が『図説　染色体異常』(朝倉書店)を出版しました。その中にこういう記載がありました。「羊水穿刺の費用を二万円とし、ダウン症候群の平均余命を二〇年、一年間の養育費を一〇〇万円として計算する。たとえば、三五歳以上のすべての妊娠に羊水穿刺を行い、ダウン症候群ならすべて中絶するとすれば、ダウン症候群の発生は二割減り、社会は約六〇億円の経費節減を達成できる」。このような考え方からすぐに連想するのはナチスドイツです。一九三三年に「遺伝病子孫防止法」を制定し、以後一九四一年まで主として精神障害者約七万人をガス室におくりこみました。それで削減できた医療費六億マルクをすべて軍事費に転用したという事実があります。

もうひとつ、これもふるい事例を紹介します。「末期腎臓病における腎透析と腎移植の費用効果分析」と題した研究発表です。一九八三年、大阪で開催された日本医学総会の日本衛生学会を私は取材しました。そこでの東大グループの発表がそれです。医療を「費用対効果」のみでとらえる考え方がそれ自体として非常におぞましく、私はこの「研究」成果を徹底的に批判する記事をかきました。骨子のみ紹介します。「腎透析」と「腎移植」とでは、どちらが経済的に有利かという研究でして、年間一人当たりの費用は腎透析が七六五万円にたいし、腎移植は二八万円だとしていました（金額はいずれも当時）。透析は死ぬまでつづくが、移植は一度でうまく生着すればそれで完了だと主張する報告でした。

診察の現場で、医者が仮に医療費の問題を正面にもちだして、「移植した方がいいですよ。あなたは毎年七六五万円も医療費を浪費する金食い虫だ。移植ならもっと安上がりだ」などと患者やその家族に脅迫的にせまってきた時、患者とその家族はどのように反応するかはおおよそ想像することが可能ではないか。何かひどく自分が社会に迷惑をかける存在であるかのように恐縮させられて、心ならずも移植を選択する（させられる）確率は相当にたかいようにおもわれます。脅迫と、それへの屈伏の過程が、時には「インフォームド・コンセント」などとよばれることもあります。また、この場合の選択は、形式的には「自己決定」とみなされるけれども、そうした「自己決定」それ自体が、すでに操作されたもの、すなわち「させられる自己決定」という色彩をおびることになるのは必然です。

Ⅲ-Ⅱ．家族は本人意思を代行できず、してはならない

家族であれアカの他人であれ、本人の意思を代行などはしてはいけないし、またすることもできないということを強調したいとおもいます。「代行できる」という発想の根底には、おそらく子どもをおとなの所有物とみなす考え方があります。こうした認識からは、子どもを人権の主体として尊重する思想はうまれてきません。

中世社会史家フィリップ・アリエスに『子供の誕生』(邦訳、みすず書房)という有名な仕事があります。フランス革命前夜の子どもと母親の状態を詳細に分析した名著です。その時点では、「子どもはとるにたりぬ存在で、死後、生きている者を悩ませる存在ではない」とかんがえられていた。ゆえに仮に子どもがしんでも丁重に葬ったりする必要は全然なく、そのまま放置しておけばよい、とされていたようです。一七八〇年代から九〇年代あたりまでのフランスにはそのような社会意識というか、社会的なエトスが充満していたようです。しかし、かんがえてみれば、現代のこの社会にあっても、子どもをそのようにあつかいつつあるし、高齢者もまた同様に処遇しつつあるのではないでしょうか。

医療社会学者R・ブローナーは次のように記述していました。「死のインパクトを封じ込めるやり方は、死者の実際の、また理念的な重要性を無化することである」(Blauner, R., Death and Social

Structure., in Trruzzi, M. ed. 1968, Sociology and Everyday Life., Prentice Hall)。つまり、フランス革命前後のフランスの社会的なエトスがそうであったように、死者の実際の、または理念的な重要性を無化するということが現代社会にもみられるのではないか。同じブローナーが、現代の社会における高齢者について、「産業化社会は現在の能力と将来の見込みという点で人間を価値づける。高齢者の未来の地位は無力で匿名的で、実質的に無視される死者の仲間に組み込まれる」とも指摘していました(同上)。高齢者は死者の仲間だというのです。それは要するに、能力がなく将来の見込みも全然ないという断定にもとづくものだというわけです。このような人間観・子ども観・高齢者観にたってはじめて、家族が本人意思を代行できるという考え方がうみだされるのではないかと私などはかんがえます。

日本尊厳死協会は、「子どもの意思を代行する家族の意思を、医師団が代行できる」という、おそるべき見地にたっています。「この子はもう脳死で、助けられません」と医者に宣告された時、おおくの親はパニックになるだろうし、判断停止におちいるだろうと推察されます。それが親としては普通の反応だとおもいます。その場合、親は即座にYESともNOともこたえられないような状況下にあると想像されます。つまり、親は子どもの意思を代行することができないというか、そもそもそのような発想法にたつことさえも不可能な状況にあるにちがいないのです。しかし、尊厳死協会は、「そういう場合には医者が親の意思を代行してもよい」というのです。むろん、その時には、医者があれこれ説明して、親の同意をとりつけるのでしょうが、それをもってインフォームド・コンセント(よく説明された上での同意)といえるのかどうか。私の考えでは、むしろ、この場合のインフォームド・コンセントは医者に「殺しのライセンス」を付与するための単なる儀式ではないかとおもわれるのです。

Ⅳ　臓器部品化と優生思想

Ⅳ‐Ⅰ．ヴァルネラブルなドナー

宗教教団のいくつかも、脳死・臓器移植にたいして明確に反対しています。大本教（宗教法人大本）の思想と実践が突出していますが、私がはたらいている花園大学の設立基盤である臨済宗妙心寺派も、ともかく「脳死」臓器移植に反対の態度をうちだしています。臨済宗妙心寺派は二〇一〇年八月、『新版・人権Q＆A』（妙心寺派人権擁護推進本部編）を発行し、私はその監修役をつとめましたが、その中で臓器・脳死移植についての宗門の考えを次のように表明しました。「仏教の生命観では〈脳死〉やそれに伴う臓器移植は不自然で、縁起の摂理と悉有仏性の真理に反すると言わねばなりません。臓器提供者（ドナー）も臓器移植を望む人（レシピエント）も人間の尊厳性において同じであり、どちらの人権も尊重すべきとの観点から、〈脳死〉を人の死とは認めません。また、〈脳死〉を前提とする臓器移植もみとめません」（七〇頁）。

また、親鸞を宗祖とする教団の連合体・真宗教団連合も二〇〇〇年、次のような共同宣言を採択しました。「臓器移植を可能にするために、〈脳死〉を人の死としていく発想の根底に、死という厳粛な事実に対してさえ、役に立つか立たないかという人間の人知による〝いのち〟の選別があるといえないでしょうか。ヒューマニズムの精神は、どこまでも人間のもつ人知であります。そしてその人間の人知そのものがもつ闇、無意識の内に功利主義に毒された無明性を、宗祖親鸞聖人は徹底して見定めておられます」。

この問題を親鸞の思想にてらしてかんがえる場合のキーワードは「自然法爾」です。すなわち、〈いのち〉を〈わたし〉のはからい（我執）にとらわれず、弥陀の本願にまかせ自然であろうとすることです。そもそも「死」に尊厳という定義が必要なのかどうか。死そのものが尊厳であるならば、あえて〈尊厳ある死〉というのは尊厳という名の殺人を意味するのではないか。死そのものをさえ定義する人間の傲慢と、その意味での「自己決定」をとおそうとする時の我執は時に腐臭をはなちさえするのではないでしょうか。

ところで、世の常識なるものは人間の知的活動や精神活動などを過大に重視するのですが、その視点は実際にいいのかどうか。免疫学者・多田富雄は、「身体的に『自己』を規定しているのは免疫系であって、脳ではない」と断言しています（『免疫の意味論』青土社、一八頁）。脳が最高に重要であるというのは虚構だというのです。その証拠に、ウズラの脳を鶏に移植したり、逆に鶏の脳をウズラに移植したりした有名な実験があり、その結果がどうであったかというと、移植された脳は当然移植を受けた側にとっては「自己」ではなく「非自己」なので、そのような他者認識によって拒絶・排除されるわけです。結局、この実験では、レシピエントまたはドナーのウズラなり鶏なりも死んでしまうわけです。

この実験結果の意味は何か。脳死を「人の死」と主張している人たちはすべて、「自己」を支配しているのは脳であるというかたい信仰に呪縛されているが、しかし、その「自己」を支配している脳自体が、もうひとつの「自己」を規定している免疫系によって、「非自己」＝自分ではないものと認識されて拒絶されるのが現実。つまり、「自己」を規定しているのは脳ではなくて免疫系であるわけです。したがって、過大に人間の知的活動や精神活動を重視して、そのような活動性を喪失したり低下させたりした存在を「死んだも同然」とみるのは誤謬であるということ、さらに差別的でさえあることを、その実験は証明したのです。

この点にかかわって、まことに残酷な実例をひとつ紹介します。かつて京都第一日赤の脳外科部長だった福間誠之医師から提供された文献です（「無脳児をドナーにした小児児移植の一例」『小児科臨床』第三七巻第六号、一九八四年）。名古屋大学医学部付属病院で、在胎三六週、生下時体重二六〇〇グラムの無脳児（性別記載なし）が出生、家族から腎提供の承諾を得て腎臓を摘出し、八歳の女の子に移植したという事例です。しかし、このときのレシピエントの八歳の女の子は、拒絶反応で移植後六一日目には再透析になって、結局七七日目にはもうまったく移植腎が機能しなくなり、移植腎を摘出したという出来事です。腎臓がうまく生着しなかった原因について、医師団は「ドナーとしての質が悪く、組織適合性も不良だったため」と総括しました。

きわめて悪質な人体実験であるといわざるをえません。そもそも無脳児の臓器は発育が不調で、特に腎臓においてそれが顕著であることは最初からわかっていたことですから、その移植は無理でした。さらに悪質だとおもわれるのは、「組織適合性が不良だった」とするエキスキューズです。これも術前にはっきりわかっていた。移植免疫反応によって移植腎が拒絶されることがわかっていながら移植にふみきるのは、人体実験以外のなにものでもありません。「ドナーとしての質が悪く、組織適合性も不良だったため」というのなら、最初の段階で移植をあきらめるべきなのに、あたかもドナーに責任をおしつけるがごとき医師団の口吻には、憤りをさえかんじます。

このような人体実験が医療の名のもとに地ならし的におこなわれてきているのです。このような趨勢のなかで、「脳死」のみならず遷延性意識障害、あるいは重度重複障害をもっている人や高齢者などにも適用が拡大されていく可能性があります。

誰がドナーとして狙われやすいのか。誰がヴァルネラビリティの所有者とみなされやすいのか。ヴァルネラビリティは「攻撃誘発性」とか「被撃性」と訳しますので、つまり、攻撃をうけやすいタイプというほどの意味になります。この場合の攻撃とは、ドナーとして狙われることをさします。周知のように、世界ではじめて心臓移植を実施したのは、黒人差別が横行していた時代の南アフリカ連邦でした。その南アフリカ連邦の第一例から第八例まで全部ドナーが黒人、レシピエントは白人だったのです。

心臓移植で非常に有名なピッツバーク大学のスターツル教授には次のような有名な台詞がありますす。「エイズ患者は必ず致命的だから、エイズ患者には移植すべきではない」。臓器移植なるものがどのような思想をともなっているか、それを露骨にしめす発言です。このような差別的な視点を抜きに、脳死・臓器移植はもともと成立しえないものともいえるかもしれません。

Ⅳ-Ⅱ.「死」は「生」の資源か

次に問題にしたいのは、「〈死〉をとおして〈生〉をみる」眼差しです。つまり、「死」を「生」のための資源として処理していいのかどうかという問題です。

粟屋剛著『人体部品ビジネス・〈臓器〉商品化時代の現実』（講談社）は、読者を戦慄させる書物です。アメリカで取材したルポルタージュです。アメリカでは心臓弁が六九五〇ドル、アキレス鍵が二五〇〇ドル。これを加工販売するアメリカ産業が急成長しているというのです。もちろん、著者はその現実を肯定しているのではなく批判的に叙述しています。

事態はそこまでいっているのか？　実をいえば、そこまでいこうと主張している人物が現実にこの国にも存在します。たとえば、松村外志張。ローマン工業という企業に所属する細胞工学の研究者です。松村の議論は、その名も「ヒトモノ」論。「ヒトモノ」というのは切り離した人体の部分のことであって、あらゆる臓器、組織、細胞、遺伝子ＤＮＡなどのすべてをふくんでいます。その論文にはつぎのような記載があります。「今後、ヒトモノ輸出入のベンチャー企業のリスクを軽減する法的措置が必要」だというのです。安楽死・尊厳死法制化を進める人たちよりもさらに直接に、より露骨に法制化をめざしていることがわかります。「ヒトモノ」の輸出入事業を展開しても、民事上・刑事上の免責が可能になるようなそういう法体系が必要だというのが主張です。

臓器移植には松村のいう「ヒトモノ」が必要であり、それを確保することが重要だということになります。そのために、松村は特有の概念「与死」、つまり「死を与える」という概念を創作しました。松村の論文には以下のように記述されています。「与死は殺害と類似して、本人以外の者（あるいは社会）がある者に対して死を求めるものではあるが、ここで殺害と異なるのは、本人がその死を受け入れていることが条件であるという点である」、「与死が尊厳死とは異なるのは、尊厳死は、死を選択するという本人の意思を尊重するという考え方であるのに対して、与死は社会の規律によって与えられる死を本人が受容する形でなされる」（日本移植学会誌『移植』第四〇巻第二号、二〇〇五年四月）。

この論文を掲載しているのは日本移植学会の学会誌です。この学会誌が査読委員会をもうけて論文掲載の可否を厳密に検討しているのかどうかは存知ませんが、いずれにしても、掲載ＯＫという判断をして収載したのですから、おそらく、日本移植学会の中心メンバーたちもまた多少とも松村流の「ヒトモノ」論者でもあるということがかなりはっきりしているのではないか。

松村は、「与死」を「本人が死を受容している点では殺害と異なる」と説明しているが、死を受容しているとはいえ、その受容は「社会の規律によって与えられる死を本人が受容する」という意味の受容ですから、結局は、社会的規律による死の強制的選択という事態の招来、これを松村は主張していることになります。

「社会的規律」という言葉の中身も問題です。松村は、「生存者意思優先の原則」を強調しています。つまり、脳死や遷延性意識障害の状態にある人を松村は生存者の範疇にいれていないのです。臓器移植をうけるレシピエントの側が彼のいう生存者です。その生存者の意思がもっとも優先されるべきだという原則をたてているので、治療側、あるいは医療経済、家族の都合等々が、すべて「社会的規律」を構成することになるのは必定でしょう。

松村の文脈は、脳死・臓器移植の進展を図る一点に集約されるものではあるけれども、ただその時々に構成される「社会的規律」のありようによっては、さらに拡大されていく可能性がありまず。脳死状態の人だけではなくて、移植臓器をまつレシピエント候補者をもふくむ重症者にたいしても「与死」行為がなされないという保障はありません。松村の議論は、日本尊厳死協会や脳死・臓器移植の推進側が尊厳死とか臓器抜き取りの対象に、「不治ではあるが末期ではない人」をふくめようとしている現実にかさなりあっています。「社会的規律」によって生きているものに死をあたえ、そのことによって社会を存続させ、臓器を獲得しようという主張が、日本移植学会の学会誌に掲載された事実を無視してはなりません。

ここで、さらにかんがえるべきことがあります。直接手をくだすという意味ではありませんが、いわば社会政策としての「与死」という事態が現実化しつつあるという問題です。その極端な一例として別章でもとりあげている「後期高齢者 終末期支援相談料」があります（あまりの不評ゆえに、二〇〇八年七月からひとまず凍結されましたが、いつまた解凍されるかしれたものではありません）。要するに、この制度は延命治療の中止・非開始という、いかなる意味においても治療的な意味のないものを正式に医療行為とみとめて診療報酬をしはらうものであって、その狙いは後期高齢者医療制度で高齢者を経済的に半殺しにしたあげく、この後期高齢者終末期支援相談医療によって最後のとどめを刺すという、そういう目的構造をもつものです。くりかえしますが、不治ではあるが末期ではない病者、障害者、高齢者などにたいして、「役立たずは死ね」というメッセージが物質化しつつあるということです。換言すれば、優生思想の政策化、それが具体化しつつあるのです。

V　私たちの方向性

V-I．バクバクの会「いのちのにんげん宣言」（八木案）

バクバクの会（人口呼吸器をつけた子の親の会）が創立二〇周年を記念して「いのちの人間宣言」を作成することになり、私も起草委員のひとりとして部分的に宣言作成に参加させていただきました。この宣言は二〇一〇年夏、記者会見の場で公表されました。私は起草委員として、宣言案のたたき台の文案をふたつ提案しました。いささか抽象的ですが、「いのち」をかんがえる私の基本的な観点を簡潔に表現しようと努力しました。

まず第一は、「わたしにも決められないわたしのことを、まわりで勝手に決めないでください」というものです。

私たちは近代市民社会の産物です。近代市民社会の中で物心がつき、そしてこの近代市民社会の中でいきています、否応なく。したがって、近代的市民的権利としての「自己決定権」は十分に尊重されねばならないし、また、徹底してもとめる必要があるものです。しかし、すでに指摘したように、自己決定それ自体がすでに操作されているという現実にじゅうぶんな注意が必要だとおもうのです。私が決めているのか、外在的な決定を自己決定と誤認してうけいれているのか、それをみきわめる思想の力が必要だとおもいます。

かなり進歩的な人でも、自分の子どもが生まれると、無意識のレベルで「五体満足か」とたしかめたりすることがあります。これなども、ひとつの私的優生論の具現ではないかとおもいます。政策的な、あるいは強権的な優先実践というよりも、むしろ私たちの日常生活の襞の内側で、ほとんど無意識レベルで成立しているような優生思想が実はおそろしいのです。個人的優生論、私的優生論を受け皿にしながら、強権的な優生実践がおこなわれていくのだということに私たちはもっと意識的になる必要があるとおもいます。「私にも決められない私のことをまわりで勝手に決めないで下さい」ということは、「私」の外部にあって「私」にたいして多少とも拘束性をもつ事柄の、「私」内部への浸透性について徹底的に対象化していく必要があるということを意味しています。

第二は「わたしには、いのちがありますが、わたしはいのちをもつことはできません」という宣言です。

いのちを「もつ」ということは「所有」を意味します。「もつ＝所有」ということは、対象が「もてるモノ」になっているということです。したがって、「いのちをもつ」ということは、いのちをモノに還元してとらえていることにほかなりません。ひとたびいのちがモノに還元されれば、モノの本質として、それは売買され、交換され、消費される対象となります。それがモノの本質であり宿命です。

他方、「いのちがある」という場合の「あること」は、所有ではなく、「存在」を意味します。「いのちがある」ということは、いのちの流動する全過程を意味し、生きることの全面肯定を示唆します。愛もおなじだとおもいます。私たちは、愛を「もてない」。「愛する私」は「愛とともにある私」であって、「愛をもつ」ことはできません。「愛」を「もつ」時、その瞬間において、愛はモノになり、最悪の場合、売買されたり交換されたりすることがあるかもしれません。

以上の考え方は、私の好きなタイプの社会学者エーリッヒ・フロムからの転用です（邦訳『生きるということ』紀伊国屋書店）。フロムはフランクフルト学派に属したユダヤ系ドイツ人で、ナチの迫害を逃れてアメリカに亡命した優れた社会学者です。フロムが強調した独特の「To have or to be?」という命題を拝借しました。

V・II．行動綱領

行動面では小さく見えても、優生的な事柄についてはは鋭敏に反応し、反対していくことがなによりも大切なことだと私はかんがえます。

たとえば、最近強化されつつある健康至上主義（ヘルシズム）への異議申し立てもかなり重要だとおもいます。たとえば、喫煙・禁煙問題。このところの禁煙運動はいささか過剰ないし異常ではないかとおもいます。二〇〇三年の健康増進法という奇妙な法律ができて以来、健康への解釈枠組みが大幅に変更されました。端的にいえば、煙草をすうから喫煙病者になるのではなく、喫煙病者だから喫煙するというふうに解釈の枠組みが変更されたのです。今はもう禁煙ファシズムとさえいえる常軌をいっした段階に到達しつつのではないか。

メタボリック・シンドローム（内蔵脂肪症候群）も新しい医原病です。腹囲の基準値（男性八五㎝、女性九〇㎝）というのは、実は、日本人成人の平均値なのです。つまり、日本人成人の半分は必ずメタボもしくはその予備軍の範疇にはいることになっている。このようにナンセンスな基準値を設けることで、誰が得をするかは一目瞭然であります。

喫煙やメタボと関連する「生活習慣病」というものがあるらしいのですが、これは病名ないし病態名というよりは、イデオロギーとしてとらえるべきです。かつては「成人病」とよんでいました。この概念は、意味において比較的中立です。しかし、「生活習慣病」ということになると、完全にネオリベラリズムに直結する形で自己責任がとわれる、そういう含意のある概念です。そもそもは、日野原重明という医者が、一九七六年に「生活習慣病」を提唱しはじめたことに端を発します。それが、二〇〇三年に「健康増進法」として陽の目をみた。ところが、ここでは健康の意味がおおいに変更されました。周知のように、憲法二五条には、「すべて国民は健康で文化的な最低限度の生活を営む権利を有する」とあります。憲法は明確に健康を「国民の権利」として規定していました。ところが二〇〇三年の健康増進法では、「国民は健康な生活習慣の重要性に対する関心と理解を深め、生涯にわたって自らの健康状態を自覚するとともに健康の増進に努めなければならない」と規定し、本来、「権利」であるはずの健康を、「義務」にすりかえたのです。

健康をもとめるのは人間の性《さが》であります。しかし、健康願望はとどのつまりで空洞化せざるをえない宿命をもっています。それというのも、健康には実態的ないし実質的な目標などありえないからです。有名な健康定義にＷＨＯ（世界保健機関）のそれがあります。それによれば、「健康とは、完全な肉体的・精神的・社会的な福祉の状態であって、単に疾病または病弱の存在しないことではない」と。しかし、「完全な肉体的・精神的・社会的な福祉の状態」などというものはどこにもありえません。それゆえ、この定義は定義たりえません。では、どうかんがえればよいのか。結局のところ、「正常・健康」は、「異常・病気」の残余概念としてとらえる以外にないのです。

次々に異常や病気がスケープゴートとしてつくりだされていくのが現代という時代です。喫煙病やメタボなどその最たるものです。そのようにつくりあげられていくスケープゴートを合わせ鏡にして、自分の健康度を把握するしか方法がないということになります。日本人間ドック学会は最近、二〇〇八年の実績を発表しました。日帰りとか一泊とかで人間ドックを受診した人で、「異常なし」のありがたい託宣をうけられる人がついに一〇％を切りました。九〇％以上が「異常あり」の現実を前にしながら、それでも人間ドックを受診する行為をこそ「病的」とよぶべきかもしれません。

人間ドックは今、成長産業です。数年前の実績で年間七〇〇〇億円市場でした。今は、たぶん一兆円を超えているのではないでしょうか。度をこした健康願望は、非健康・半健康をきりすてることにリンクせざるをえないわけですから、これは非常に差別的な思想にも結合していくことになりましょう。

私たちが日常行動として可能なことは、良質な医療従事者を育成し連携していくことだとおもいます。数はすくなくとも良質な医療従事者は確実に存在します。そのような存在を発見していくこと、また私たちがそのような医療従事者をそだてていくという気概をもつことが必要です。

最後に、医療社会学者B・グラスナーの言を紹介しておきます。「ある社会のすべての層がからだのことに心を奪われる時には、明らかに健康以外の何かが危機にさらされているのだ」と（邦訳

『ボディーズ・美しい身体の罠』マガジンハウス、二四二頁）。「健康以外の何か」というのは、医療経済だとか労働力、社会防衛等々、要するに、ある種の社会統制がはたらかねばならないような局面を意味します。そうした局面から人々の目をそらさせ、健康に釘づけにすることが現今の医療・厚生行政の眼目になっているようにもおもわれるのです。

第六章　医療的「知足安分」主義と優生思想

I　「苦痛」の主体的解釈

いまから百年あまり前のドイツの社会学者G・ジンメルの大著『社会学』には次のような記載がありります。

「病気のもっともはげしい症状でさえ、実はしばしば疾患と障害からまぬがれようとする有機体の努力をあらわしている」（居安正訳、上巻、白水社、二六二頁）。ジンメルはここで「闘争」についてかたっているのですが、その「闘争」は対立するものの間の緊張の解消過程として位置づけられていいます。発熱現象でさえ、そのもっとも高熱の状態がそれ自体において治癒を準備しているというわけです。

ジンメルの所論は社会的相互作用（ジンメルは心的相互作用とよびます）の形式のひとつとして「闘

争」をとりあげており、その点で議論は予定調和的な水準をこえることなく、いたってスタティックで保守的なものといわざるをえませんが、しかし、医学的にはほとんど的外れではない、否、かなり正鵠を射た議論としてとらえることが可能です。それというのも、発熱現象には、体内に侵入した細菌類の増殖至適温度域よりも体温をあげ、それらの増殖をおさえる意味があるほか、体温を上昇させることで免疫系の活性化をうながすという役割もあるからです。それゆえ、むやみに解熱剤を使用することは、生体に所与的にそなわっている防御機能を衰弱させることにつながるので逆効果です。ただし、高熱の持続が脳などへの障害を予測させる場合には、解熱剤は一定必要ですが。

ジンメルと同時代のフランスの社会学者E・デュルケームはその著『社会学的方法の規準』第三章の註釈において次のように記述しています。「社会が犯罪を嫌うように個人は苦痛を嫌う。にもかかわらず苦痛は正常生理学に属する。苦痛は単にあらゆる生物の構造そのものに必然的に起因するのみならず、生命において有益な役割を演じる。しかもこの役割は他によっては代行されないものである」(佐々木交賢訳、学文社、一〇六頁)。

有名な「犯罪は社会の常態である」という言説にかかわる議論ですが、むろんデュルケームも犯罪や苦痛をのぞましくないものとする見地にたっています。しかし、のぞましくないという道徳的な観点と、それらが客観的に存在してそれなりの社会的な意義をになっているという事実とは、あきらかに別問題であるというべきです。

「苦痛」という言葉から誰もが直感的に想定する身体症状は、おそらく「痛み」というものでしょう。「痛み」はたしかに病気の症候であるとはいえます。しかし、「痛み＝病気」とはとてもいえません。デュルケームもいうように、「一方には痛みを伴わない重大な病的素質があるのに、他方では、たとえば石炭粉が眼に入った場合のように重大でない故障が非常な痛みを与えることもある」のです（前掲書、七九頁）。とすれば、「痛み」という普遍的な感覚についてさえ、生理学はいつも病理学との闘いをつづけねばならなくなります。このようにかんがえると、「痛み」も当然のことに、デュルケーム流の「正常生理学」の範疇にぞくすることになります。それでは、主観的にはなるべく忌避したい「痛み」にいかなる積極的意義があるといえるのでしょうか。

㈶たばこ総合研究センターの機関誌『タスク・マンスリー』（二〇一一年五月号）に掲載された外須美夫・九大教授（麻酔・蘇生学）の「痛みと死」という論考は、上記のような問題意識をもっている私には非常に興味ぶかいものでした。

外教授は麻酔科医なので、当然疼痛の除去が主要な仕事ですが、ほんとうに痛みをとることが有益なのかどうか、それをかんがえつづけているところに面白みがあるわけです。私などは、痛みをたえしのんで我慢することにまったく価値をみいださないタイプの人間で、一方では安楽死・尊厳死法制化策動に反対しつつも、他方では緩和医療の進展におおいに期待する面をもつ、まことに煮えきらぬ俗物でもあります。

痛みは、人間をふくむ動物が自己の身をまもるために原初から獲得した原始的な感覚だと外教授は説きはじめます。だが自己防御のための痛みがやがて忌避すべき不快体験としてのみ位置づけられ、すべての苦痛が疎外されていく。人は自らの痛みだけではなく他者のそれをも遠ざけるようになる結果、自分の痛みには敏感になってそれを回避しながら、他者の痛みには鈍感になって、みてみぬふりをするようになったという次第です。

痛みの忌避と除外と疎外は、同時に死の標準化という価値観につながっていると外教授は指摘します。たしかに疼痛除去の願いと安楽死・尊厳死への思い入れはつよくリンクしています。だが、外教授は「苦痛のない顔で安らかに死ぬべきであるというような間際の価値観まで標準化する必要はない」とのべ、痛みや死を健康や仕合わせの対立物としない生き方を提唱するのです。

「痛みは人間が生きていく所以の業」という表現もあります。宗教的「業」論につよい拘りをもつ私としては、この表現にいささか過剰に反応してしまうのですが、しかし、教授のいわんとするところはよく理解できます。生のために必須の痛みを除去することは、生のみならず死の意味をも滅却するものではないかという発想法に私は「眼から鱗」の感さえおぼえました。

ところで、親鸞の消息集『末燈鈔』の第六通に、「善信が身には、臨終の善悪をばもうさず」という言葉がみえます。善信(親鸞)がどのような死に方をするかはわからないし、それは善い死相か悪い死相かもわからないのが真実なのであって、自分(親鸞)がどんなに悪い死相になったとしても、そのようなことは問題にしないという一種の宣言です。これも同様に、私にとって「眼から鱗」の言説でした。

とれる痛みはとればいいし、とれない痛みとは共生あるのみ。とれぬ痛みを否定したり拒否したり逃避したりするのは愚の骨頂、とおもいさだむべし。私事ながら、今の私は軽度の椎間板ヘルニアの間歇的な痛みと歯肉炎に起因する歯の痛みになやまされていますが、これはいわば日常的なものであって、死ぬ間際の痛みとは質的にことなります。質的にことなるとはいえ、煩悩具足の凡夫の私には、痛いものはやはり痛い。せっかく外教授や親鸞の言葉で、眼から鱗がおちても、足腰と歯の痛みはおちない。

生死の境目が透明になるような生き方と死に方、それがどういうものであるのか、とりあえず前期「高齢者」の時間をすごしゆく私は、手がかりのない難問にたいしてむきあっていきたいとおもっています。外教授は村上鬼城の句を引用していました。「生きかはり死にかはりして打つ田かな」。個的人間は入れ替わっても類的な人間は連綿として存在しつづける詠嘆。かんがえてみれば、長い自然の歴史に「私」が存在するのはほんの一瞬ですから、本質的には当初から生と死の境目は透明なはずなのです。

Ⅱ　パンデミックとメタボにみる「人間の医療化」

新型の豚インフルエンザのパンデミック騒動がマスコミに登場しはじめた時、私は何かとてもおおきな異和感をもちました。私は、抗インフルエンザウイルス剤「タミフル」の使用期限が二〇〇八年秋、五年から七年にひきのばされたことをしっていたので（つまり、使用期限をひきのばさざるをえないほどに在庫があふれかえっているという事実を認知していたので）、これはもう製薬業界と厚労行政の昔ながらの癒着的謀略の疑いが濃厚ではないかと想像したのです。この想像は、たんなる想像ではなく、実際に現実をとらえたものでありました。『週刊金曜日』（二〇〇九年五月一五日号）

が私の想像を裏打ちする記事を掲載していて、おどろくと同時に我が意をえた気分になりました。

私はそこまでくわしくしりませんでしたが、同誌の記事によると、〇七年までのタミフルの世界中の服用者四千五百万人のうち実に三千五百万人が日本人だということです。しかも二〇〇九年五月の時点ですでに約三千四百万人分のタミフル在庫をかかえているのに、さらに同年中に八百三十万人分を購入する予定になっているというのです。

このようなことが現実におこりえてよいものかどうか。日本人がタミフルを過剰服用して、その結果、とりわけ青少年の異常行動が問題になったことは記憶にあたらしいところです。いわば医療過誤ともいうべき事態の出来ゆえにタミフル使用が抑制されることになり、その結果、在庫が満杯状態になっているにもかかわらず、さらにタミフルを購入しつづけようというのだから、どこかに薄暗い狙いがひそんでいる予感がしたとしても、さほど穿ちすぎでもないとおもいました。

二〇〇九年五月一九日付新聞各紙は、この豚インフルエンザのワクチン製造開始が当初は六月の予定だったのに、七月以降に延期される見通しについて報じていました。もしも豚インフルエンザ・ウイルスがパンデミック・ウイルスならワクチン製造開始を延期するなどありえないことです。つまり、豚インフルエンザが普通の季節性インフルエンザと同程度の弱毒性のものでしかないこと（仮に感染発病しても二、三日休養すれば回復すること）がわかった以上、あわてて製造する必要がないと判断されたこと、別言すれば、豚インフルエンザ・ワクチンの大量需要が発生するとは想定しにくくなったことなどが延期の理由であるようにおもわれました。それよりも、パンデミック騒動に便乗して、在庫があふれかえっているタミフルの消化をいそぐのが得策だとする方針がとられたのではないか。

この想像をある程度まで裏づける記載を、今回のパンデミック騒動の日本での火付け役ともいうべき国立感染症研究所のＨＰの中にみつけたので、その部分を引用します。

「パンデミックの始まる前にパンデミック用のワクチンを大量に製造することは必然的に、季節性のインフルエンザ用のワクチンの製造能力を減少させる。季節性のインフルエンザの流行による死亡者数は毎年25万人から50万人と推定されている。現在の状況では、季節性のインフルエンザに対応するワクチン製造能力は、パンデミックインフルエンザへの準備とのバランスがとれたものでなくてはならない。しかしながら、一旦パンデミックが始まると、すべての製造者は通常のインフルエンザ・ワクチンの製造をやめて、パンデミック用のワクチンのみを製造するであろう」――。

一理も二理もあるかにみえる記述の中に、豚インフルエンザ・ワクチンの製造によって通常の季節性インフルエンザ用のタミフルやリレンザが犠牲になってしまう可能性へのこまやかな配慮がえがきだされているようによみとれます。

くわえてパンデミック騒動で不快にさせられたのは、いわば国民精神総動員型の危機管理の実験がおこなわれているのではないかという点でした。たしかに豚インフルエンザが通常の季節性インフルエンザと悪性度において同程度であるにしても、飛沫感染を中心にした伝染病であることはまちがいないので、特に糖尿病罹患者とか妊婦とか、あるいはさまざまな理由で抵抗力・免疫力が低下している人々はマスクをつけ、手洗・嗽《うがい》など、予防に気をつけないよりは気をつけた方がいいにきまっています。しかし、それにしても、人びとは実にすなおにパンデミック騒動におどらされました。

私が居住する京都では、まだ一人も感染者がでていない二〇〇九年五月一八日段階で、あらゆる薬局、ドラッグストア、コンビニなどからマスクがきえてなくなりました。ちょうどオイル・ショック後のトイレットペーパー・パニックを彷彿させる光景が再現したわけです。政府やマスコミ、それに感染症研究の専門家などの非常にあやしい言説に市民は見事に操縦されました。同日、京都の私立大学の事務局長ばかりの会議があって、京都市内で一人でも感染者の存在が確認されたらば翌日から一斉に一週間の全学休講措置をとることを決めました。兵庫県や大阪の大学がそうしているから、右にならえということになったのです。いつかみた自粛競争の再来でした。

いまだに不思議なのは、兵庫、大阪、それに滋賀で感染者が続出していた二〇〇九年五月二〇日時点で、これらの府県に近・隣接している京都府ではまったく感染者が確認されなかったことです。およそ疫学の常識にてらして、かんがえられない現象でした。私の同居人の相棒がほぼ毎日かよっている京都YMCAのプール仲間の説によると、「京都人というものは、自分が感染第一号だと公表するようなあさましい行動はとらぬもの」という点で井戸端評議を落着させたようで、ほぼ純粋京都人の私としても、おおむね「さもありなん」と賛同しました。奇妙な自意識（恥感覚）をもつことに意味があるとはおもえませんが、いちいち「お上」に報告しないで個人的に寝込んでしまうという対処法、この豚インフルエンザなどの場合など、もしかするともっとも健康的な方法かもしれません。

やはり予想どおり、インフルエンザによる死者に共通する属性は〈貧困〉でした。さまざまなリスク要因が報道されていますが、実は〈貧困〉こそが最大のリスク要因だとする報道はあまりなく、ここにもマスコミの責任があります。インフルエンザにたいして、タミフルやリレンザ以上に必要なことは対貧困の闘いだとおもいます。感染症医学が社会医学的観点をもてないかぎり、国民精神総動員型の愚劣なキャンペーンがつづけられるのではあるまいか。

ところで、二〇〇五年一一月、アメリカ食品医薬品局（FDA）が、インフルエンザ治療薬「タミフル」を服用した日本の小児患者一二人が死亡したと公表したことを記憶している人はいるでしょうか。四人が突然死、四人が心肺停止でそれぞれ死亡、さらに意識障害、肺炎、窒息、急性膵炎《すいえん》により四人が死亡したというのがその報告の内容でした。

『週刊金曜日』（二〇〇九年一一月一三日付）によると、浜六郎医師らが同年一〇月二七日、厚労省の担当官と面談したところ、タミフルを二度使い、二度とも呼吸障害をおこして結局死亡した二歳児について、同省の安全担当官は「否定はできない」と回答し、タミフルと死亡との因果関係を事実上みとめる発言をしたということです。一般的にいって二度の使用で二度ともおなじことがおきた場合、相当つよい因果関係があるとかんがえるべきです。このことからして、やはりタミフルは危険な薬剤だといわねばならず、その使用を禁止するのが妥当ではないかとさえおもわれます。

世界保健機関（WHO）によると、二〇〇九年一一月初旬までの新型インフルエンザA型（N1H1）による死亡者は約六千人で、うち四千四百人がアメリカ大陸に集中していたということです。タミフルの使いすぎによるものとは即断できませんが、その可能性は十二分にあるものと推測できます。

米国では毎年平均して約三万六千人が、通常の季節性インフルエンザにより死亡しており、全世界ではその数は、推定で二十五万人〜五十万人といわれています。また、死亡者の九割が六十五歳以上の高齢者で、インフルエンザをきっかけに持病が悪化しており、むしろ季節性のインフルエンザの方を非難すべきであることがわかっています。

一方、この国では新型インフルエンザによる死者は疑わしいものもふくめて四三人です(二〇〇九年一二月初旬時点)。この中にタミフルの副作用による死者がどの程度ふくまれているのか、厚労省がきちんと発表しないので判然としませんが、おそらく大多数がタミフルを服用していたものと推察されます。つい四、五年前まで、タミフル服用後の異常行動による死が大問題になったのに、いまはパンデミック騒動にながされて、だれもがそれを忘却しまっているのは実に解せないことではあります。

この国でパンデミック騒動がはじまったのが二〇〇九年の五月前後、一一月までの半年間での死者が四三人というのは、死者およびその遺族の人びとにたいしては失礼な言い方になりますが、予想外に少数です。この国の季節性インフルエンザによる死者が毎年約一万人にたっする事実との比較において、そのようにいえるわけです。巷間いわれるように新型インフルエンザはかなり弱毒性であることはわかりきっているので、要するに、タミフルはもちろんワクチン接種も必要がないと私はかんがえます。

インフルエンザは病気ではなく、「政策」であり、「経済」であるといっては言い過ぎになりましようか。二〇〇九年のパンデミック騒動は世界の人々をパニック状態におちいらせましたが、このクスリの製造発売元ギリアド・サイエンシズ社の株を所有するラムズフェルド元国防長官などにとっては大変な朗報です。ラムズフェルドは一九九七年からブッシュ政権入閣の二〇〇一年まで、ギリアド社の会長をつとめており、現在でも同社の株を保有していて、その評価額は五百万ドルから二千五百万ドルにたっするらしい。

この国がブッシュとラムズフェルドの恫喝で大量のタミフルを購入させられ、在庫の消化に四苦八苦していることはすでに指摘したところですが、そこにふってわいたパンデミック騒動、まさに渡りに舟とはこのことです。また、合州国政府が世界最大のタミフル購入者であるという事実も重要です。二〇〇五年七月には、米国防総省は兵士への配給用に、五千八百万ドル分のタミフルを注文したというニュースをCNNでしりました。もちろん、ラムズフェルドの差し金だったにちがいありません。アメリカにおける新型インフルエンザによる死者が極端におおいのは、このタミフルの大量使用と確実に連動していたようにおもわれるのです。

ところで、厚労省は二〇〇九年一一月一六日、新型インフルエンザ・ワクチンの接種を受けた岐阜県の七十代男性が、心筋梗塞で死亡したと発表しました。ワクチン接種後の死亡は三例目。男性には糖尿病などの基礎疾患があり、過去にも心筋梗塞をおこしたことがあったらしく、主治医は「接種と死亡の因果関係は評価不能」と報告していたらしい（『毎日新聞』一一月一七日付）。

ワクチンというのは腫瘍、またはバクテリアやウイルスなどの微生物にたいして免疫系が反応するように意図して生産されている薬物または薬物群を意味します。新型インフルエンザについて事前的エキスキューズのようにいわれているのが、重症化は予防できても感染そのものはふせげない、ということです。しかし重症化を予防するといっても、すでにのべたように、新型インフルエンザのウイルスはそもそも弱毒性なのですから、おおくの場合は重症化しません。しかも、ワクチンの本来的な意味であるはずの感染予防にはまるで無効だというのですから、そもそも接種する意味がないのです。それどころか、タミフルほどではないにしても、ワクチンが死に直結する副作用をもっていることにもっと注目すべきでしょう。この国では一九四八年から九四年まで子どもにたいしてインフルエンザ・ワクチン集団接種を義務づけてきましたが、このワクチンの有効性が群馬県前橋市医師会による大規模臨床比較研究（一九八七年）によって否定され、一九九四年以降集団接種が廃止された経緯があります。こうした事実の再評価も今は必要なのではないかとかんがえられます。

アメリカ合州国に厚労省が踊らされ、厚労省によって全国民が踊らされたというのが新型インフルエンザ・パンデミック騒動の本質でした。権力をもつ統制側（政官財界）は、いつも国民の健康増進を追求しているかにみせますが、その医療化の背景にはうすぎたない利権がうずまいていることが非常におおい。私は本書の前編にあたる『健康幻想の社会学』（批評社、二〇〇八年）において、この動向を「治療国家の殺意」として一般化しました。ここでは次に、実質的にはそれとおなじ意味をもつ「メタボリック・シンドローム」の虚偽性（イデオロギー性）について議論を展開したいとおもいます。

厚労省研究班は二〇一〇年二月九日、「これまでのメタボ基準には根拠がまったくなかった」とする最終報告を発表しました。前著『健康幻想の社会学』でかなり詳細にメタボ問題を分析した私には、そのようなことは最初からわかりきっていました。

腹囲が男性八五㎝、女性九〇㎝以上で、血圧、血糖値、血中脂質の検査値のうち二つ以上が基準値をこえるとメタボリック・シンドローム（内臓脂肪症候群）と診断されるのですが、その診断の根拠は内臓脂肪が心血管疾患の引き金になるという考え方にあります。しかし、研究班が四〇～七四歳の男女三万一千人を対象に腹囲と心血管疾患の発症状況を追跡調査によって分析したところ、腹囲を五㎝刻みでグループ分けした場合、どの腹囲の数値で区切っても、発症者の割合はほぼ同等であり、腹囲をつうじてハイリスク・グループを析出することはできなかったのです。つまり、ハイリスクといえるような腹囲の値などというものはそもそも存在しないのです。

血圧、血糖値、血中脂質の基準値についても、実は諸説紛々なのであって、どのあたりの数値が妥当なのかは誰にもわからない、それが現代医学の水準です。コレステロール値の高い人のほうが確実に元気ですし、実際、免疫学の権威である奥村康・順天堂大教授などは「総コレステロール値は三〇〇㎎／$d\ell$まで放っておけ」と助言しています（『〈不良〉長寿のすすめ』、宝島社新書、一七四頁）。この奥村教授の示唆で私も厚労省のデータ（国民健康・栄養調査など）をもちいて平均体重（三〇歳代男性）と平均寿命の推移を比較してみたところ、実は、日本人の平均寿命の延びと平均体重の増加が見事に正比例していることがわかりました。比較的最近だけをみても、一九七〇年（平均体重五九㎏、平均寿命六九・八四歳）、一九八〇年（六三㎏、七三・五七歳）、一九九〇年（六五㎏、七六・〇四歳）、二〇〇〇年（六八㎏、七七・七一歳）という具合でした。

もちろん、平均寿命の延びにはさまざまな要因が作用しているので、単純に体重がおおいほど長生きするなどとはいえませんが、しかし、すくなくとも体重がふえると短命になるということは絶対にいえないと断言できます。アメリカは周知のように、肥満大国ですが、やはり予想どおり肥満者の増加と平均寿命のそれは正比例し、心臓病や脳血管疾患の患者数は反比例しているのです。動物は一般に体重のおもい種ほど長生きするものですが、もしかすると、同一種でも体重が生命の予後にかなり重要な影響をあたえている可能性があるかもしれません。

私事ながら、私の場合はどうかというと、二〇一〇年六月の健診では、身長一七六㎝、体重七一kg、腹囲八七㎝でした。腹囲は基準値を二㎝オーバー、おまけに最高血圧が一四〇ほどもありました。血糖値や血中脂質は基準値内だったので、メタボではなくメタボ予備軍の範疇にはいることがわかりました。しかし、身長との関連をみるＢＭＩ（体格指数＝体重kg÷身長mの二乗）でいうと約二三なので、メタボ予備軍にさえはいらないことになります。ですから、私が健診をうけるドクターは私学共済に提出する報告書には腹囲はかかず、ＢＭＩの数値だけを記入してくれるわけです。

このドクターは私が二十余年前に大腸癌の手術をうけた時の、その執刀医で、私のからだを文字どおり腹の底までしりつくしている医師です。定期的に血液検査などもしてもらうのですが、その時にはいくつかの腫瘍マーカーもふくめます。その中には消化器癌のマーカーであるＣＥＡもふくまれていますが、私の数値はいつも一〇前後になります。基準値はたしか四ほどですから、確実に異常群にはいります。凡庸な人間ドック医であれば、まちがいなく大騒ぎして消化器全体の精密検査の実施を指示するはずです。しかし、わが主治医は私が喫煙者であることを認識しており、そのような場合はCEAが若干たかくなることを知悉していて、高値安定はそれ自体において正常、と判定すべきことを論理的に理解しているわけです、実際、私のCEAの高値は二十年以上も安定しています。話をメタボにもどします。

もともと腹囲の閾値（閾値とは大雑把にいえば、何かがおこるか、おこらないかの境目の数値を意味します）を男性八五cm女性九〇cmとし、それ以上をメタボないしメタボ予備軍とすることが科学的に、という以前に常識的にみておかしいのです。なぜかというと、この閾値（基準値）は、実は日本人成人の平均値なのであって、この基準を適用すれば自動的に日本人成人の半数がメタボまたはその予備軍に分類されることになっているからです。さらにいえば、女性の方が五cm太めになっていることにも何の根拠もなく、たんなる思いつきでしかないのが実相です。

この腹囲についてはさらに奇態な事実もあるのです。『毎日新聞』（二〇〇七年一二月二日付）によると、意外なことに腹囲を正確に測定することも簡単ではないというのだから、まさに驚きです。記事は北里研究所のチームが英国の医学雑誌『ランセット』に発表した論文を紹介しており、そこでは、男女二〇人の腹囲を医師と看護師計一〇人（いずれも腹囲測定の習熟者であり、事前に測り方の講習もうけていた）が測定した結果、同じ被験者の腹囲が測定者によって平均四・一cm、最大で七・八cmもずれていた事実が報告されていたということです。特定健診の最初の初歩的なレベルさえクリアされていない現状にはあきれはてるばかりであります。

この国の厚生行政は日本人成人の半数が異常または異常予備軍になるような出鱈目な検査を義

務づけてきたわけですが、それによる利益は誰に帰属するのでしょうか。すくなくとも被験者にはすこしのメリットもありません。特定健診・特定保健指導をする医療関係者、内臓脂肪を除去する美容整形医、ナイシトールなどという駄洒落のようなクスリを販売する製薬会社などはまちがいなく経済的利得にうるおいます。

厚労省は当初、腹囲を診断の必須項目にすれば、生活習慣病（なんとイデオロギー的な病名でしょうか。この名称をもちいるかぎり病気の自己責任論から脱却することはできません）の早期発見・早期治療が可能になり、結果的に医療費を削減できると、まるで「風が吹けば桶屋が儲かる」次元の粗雑な議論を展開していましたが、それは誰がかんがえてもわかるように、完全な虚偽イデオロギーです。事実は完全に逆なのです。すでにのべたように、日本人成人の半数を異常ないし異常予備軍にしたててしまうやり方である以上、医療費が増加することはあっても減少することなど金輪際ありえません。

今回の厚労省研究班による「メタボ基準は無根拠」発表を報じた『毎日新聞』に談話をよせた東大の門脇孝教授（糖尿病・代謝内科）は、なかなかうがった見解を吐露していました。いわく「数値は、予算や人材が豊富にあれば小さめに、限られていれば大きめに設定する事項と考える」。つまり、検査の基準値などというものは厳密に科学的なものであるのではなく、予算や人材の函数であるというわけです。国家の財政が潤沢であれば、基準値を小さくして異常ないし異常予備軍を大量につくりだしてもかまわないが、逆に国家財政が逼迫している時には基準値を大きくして、異常ないし異常予備軍をへらすことによって医療費をおさえこむ、数値というものは本来そういう変数だという、ひどく素直でプラグマティックな言説であるように私にはおもえました。

『日本内科学会雑誌』（二〇〇五年四月号）には、メタボリック・シンドローム診断基準検討委員会による「メタボリック・シンドロームの定義と診断基準」が掲載されていました（一八八〜二〇三頁）。その記載内容は、高血圧、高脂血症、糖尿病にはあてはまらなくても、メタボリック・シンドロームと診断されたら、動脈硬化がすすみやすいという注意信号だとかんがえるべきだなどと、きわめて恫喝的なニュアンスをおびていました。さらに、従来は〝予備軍〟という呼び名でとりあつかわれ、そのため「まだ大丈夫」との誤解をまねいたが、メタボと診断されれば、それはすぐに治療をはじめねばならないことを意味する、なども記載されていました。

二〇〇九年一月に日本人間ドック学会が発表した『〇八年人間ドックの現況』によると、〇八年に人間ドックを受診した約二九五万人のうち「異常なし」または「軽い異常で問題なし」と判定された人はあわせてわずか九・六％にしかすぎませんでした。九割以上の受診者が、「要経過観察」「要治療」「要精密検査」など病気または病気予備軍と判定されたことになります。ちなみに、一九八四年には「異常なし」＋「軽い異常で問題なし」が二九・八％だったということですから、この国の人びとはこの四半世紀ほどの間に極端に不健康になったようにみえます。

しかし、先に紹介した『日本内科学会雑誌』の記述からみえてくることは、この国の人びとが急速に「不健康」になってきているというよりは、診断基準の数値の引き下げや、さらにはあらたな症候名の作成（医原病の創出）等々によって、いわば「健康域」が急速に狭隘化されてきたという事実です。高血圧でもコレステロールでも基準数値が一〇ほどひきさげられれば、たちまち「非正常者」は数十万人ないし数百万人単位で増加することになるわけです。製薬業界はもちろん、その他のヘルスケア産業をふくめてメタボ関連産業の市場規模は七兆五千億円にたっするという説もあって、まさに「クスリ業界、クスリとわらう」状況が現出しているというべきでしょう。

私のような、ある種の〈前科もち〉は別にして、これまで一応健康にすごしてきた人は、生真面目に健康診断などうける必要はないようにおもわれます。いや、受診してもいいのですが、検査結果の数値に一喜一憂する必要はないし、一喜一憂するほうがはるかにストレスになって免疫をさげ、不健康にちかづくことになるという意識だけはしっかりともつべきだと私は主張します。

コレステロールをHDL＝善玉とLDL＝悪玉にわけてかんがえるのも、まったく科学ではなくイデオロギーです。コレステロールはどちらも必要不可欠なのです。総コレステロールの基準値も血圧の基準値と同様、不必要に頻回にわたって変更されるのですが、その理由は、外国、特に米国の動向、それに医と薬と官の野合・癒着・結託にあるのであって、単純に信用してはなりません。別章において指摘したように、コレステロールにしても血圧にしても、基準値が変更されるごとに製薬業界から審議会委員の医学部教授などに数億から数十億円の金子がながれる事実がすべてをものがたっています。

Ⅲ　脳死を「人の死」とする呪縛と陥穽

改悪臓器移植法（二〇一〇年七月施行）の骨子は、脳死を「人の死」と決めつけ、また「家族による本人意思の代行をみとめる」とするものであり、さらに、「ドナー（臓器提供者）の年齢制限の解除」も規定するものでした。法の骨子のすべてがおおいに問題含みであり、私は絶対に首肯することができません。改悪前の臓器移植法は、臓器移植につながる場合にかぎって脳死を「人の死」とし、それ以外の一般的な死は従前どおりに「三徴候死」をもって「人の死」とするご都合主義に立脚していましたが、改悪臓器移植法はそれ以上の徹底したご都合主義を貫徹するものといわねばなりません。それというのも、移植医療を進展させるには、なにがなんでも脳死をもって「人の死」ときめつけねばならないという事情が作用していたからです。

まず第一に、脳死は「人の死」なのか。私は脳死を「人の死」であるとはかんがえません。一九九一年の脳死臨調においても、また改悪臓器移植法においても、「脳幹をふくむ全脳が不可逆的機能停止にいたれば、身体の有機的統合性は失われ、多くの場合、数日内に心停止する。よって脳死は人の死である」という断定を前提にしていました。だが、そうした断定は前提部分において崩壊しているのです。前章に記述したところですが、重要な事例なのでくりかえします。

それというのも、現実に「長期脳死患者」とよばれる人たちがかなりの人数おられるからです。つまり、「長期脳死患者」の存在は、「脳の機能停止」が「必ずしも身体の有機的統合性の損失」を意味するものではないことを雄弁に証明しているのです。それゆえ、仮に脳死・臓器移植推進論者の論理によりそった場合でも、「よって脳死は人の死ではない」と結論するのが論理の筋道というものでありましょう。

当時の厚生省が、一九八七年から一九九九年の十二年間にわたる小児の脳死例を調査しています。それによると、小児脳死が一三七例あり、そのうち三十日以上心臓死にいたらなかった例が二五例（一八・二％）、二百日以上心臓死にいたらないのも二人おられたということです。世界全体をみると、現時点では最長二一年間という長期脳死患者の存在が確認されています。

改悪臓器移植法が話題になりはじめた二〇〇六年三月、日弁連は非常に意義のある意見書を提出しました。いわく、「脳が身体の有機的統合性を制御していることを証明した論文はその時点（二〇〇六年三月）までに皆無である」。私も、日弁連に刺激されて関連文献をあたってみましたが、私に見落としがなければ、日弁連意見書以後も「脳が身体の有機的統合生を制御している」ことを証明する文献を発見することはできませんでした。

次のような実例もあります。新潟大学医学部で一九八五年、妊娠三四週の二六歳の女性が脳死判定後七時間後に経膣分娩をしているのです。生まれた子どもは、その後順調に育ったと報告されています（『産婦人科治療』第五〇巻第一号）。「死者の出産」ということが現実にありうるわけもありません。死者ではないから出産できたのです。

二〇〇六年三月に秋田赤十字病院で長期脳死状態の四〇歳代の女性患者が延命措置を中止されるという事件が発生しました。必ずしも死期が迫っているわけでもないのに、その時点で呼吸器を外してしまったのです。まさにこれは生命の切り捨てであり、殺人行為でもあるというほかありません。長期の脳死者を「無価値な生命」とみなす優生主義的な発想法が医療関係者のなかに厳然と存在していることを証明する事例であったといえましょう。「脳死は人の死である」とするタイプの認識が、やがてはALS（筋萎縮性側索硬化症）や遷延性意識障害（差別的には「植物人間」「植物状態」などとよばれる）や〈老人〉などにも適用されていくであろうと予測されます。このような発想法にたいして、経済的な面で医療費の抑制・削減政策を推進する勢力がたちまち同調していくであろうことは火をみるよりも明らかではないでしょうか。

脳が身体の有機的統合性を制御していないことは免疫学的にもいえることです。免疫学者の多田富雄さんは、ニワトリとウズラの脳の相互移植がニワトリとウズラの双方に死をもたらしたという有名な実験を紹介したうえで、「いわば精神的〈自己〉を支配している脳が、もうひとつの〈自己〉を規定する免疫系によって、いともやすやすと〈非自己〉として排除されてしまう。つまり、身体的に〈自己〉を規定しているのは免疫系であって、脳ではないのである。脳は免疫系を拒絶できないが、免疫系は脳を異物として拒絶したのである」と解説していました（『免疫の意味論』、青土社、一八頁）。身体の有機的統合性を制御しているのは脳ではなく免疫系であることがこの実験で判然としたことになります。交通事故などで片足を切断した場合、それをもって死の判定基準にすることなどできません。それなのになぜに脳が機能停止したらば即座に「脳死＝人の死」と判定されるのか、合理的な理由はありません。唯一かんがえられる理由は、脳が精神をつかさどっている以上、脳の機能停止を「精神の死＝人の死」ととらえる発想法にあるようです。しかしながら、多田富雄さんも「〈精神の死〉という概念は、脳死以外に、どこまででも拡大解釈ができる」と指摘しているように（前掲書、二四頁）、きわめて危険な考え方だといわねばなりません。それゆえ、脳死はかならず肉体の死でなければならないのですが、にもかかわらず、それはどこまでいっても証明不可能なのです。

『中国新聞』（二〇一〇年九月二八日付）は、「医療機関の間では、長期の闘病を経て脳死となってしまった子どもからの臓器提供を想定した準備を進める動きが拡がっている」と報道しました。『共同通信』が「小児総合医療施設」に改悪臓器移植法施行をうけた取り組みについてのアンケートをおこなった結果をふまえた記事です。

ある程度まで予想されたこととはいえ、こうした医療側の具体的な動きが現実化していることに私はゾッとし鳥肌たつような恐怖感をおぼえないではいられませんでした。私は二〇一〇年一月、バクバクの会（人口呼吸器をつけた子の親の会）で講演させてもらいましたが、その時、人口呼吸器をつけて精一杯に生きているおおくのバクバクッ子たちにであいました。上記のような動向はこのような人たちをまさに奈落の底につきおとす暴挙といわねばなりません。つまり、バクバクっ子たちは、臓器提供予備軍として位置づけられる恐れがもっともおおきい存在ともいえるからです。

脳死判定された子どもの臓器の提供施設として国に認定された全国の「小児総合医療施設」は二九施設あり、その八割にあたる二一施設が「病気の子どもからの提供を想定した準備を始めている」と回答したということです。アンケートでは、突然の事故とくらべ、長期の闘病生活をへて脳死となった場合、回答施設の四割強の一一施設が「虐待の有無の判断が容易」と回答し、また一九施設が「家族側が慎重に考える時間がある」、十三施設が「提供について家族に説明する時間がある」とこたえました。

「提供について家族に説明する時間がある」といいながら、臓器提供の選択肢の存在を実際に病院側から家族にしめすと回答したのは三施設のみだったそうです。長期にわたって「生」を追求してきたものが、ある瞬間、まるで掌を返すようにして臓器欲しさに「死」を慫慂するなど、さすがの医師たちも躊躇せざるをえないのかもしれません。

長期闘病の子どもから臓器をぬきとることは、実際の臨床現場においてはあまりないことだとはおもいます。多臓器不全とまではいかなくとも、長期闘病が臓器の状態を悪化させることは容易に想像することができるからです。してみると、臓器提供の準備をしている施設は、国にたいするたんなるエキスキューズではないにしても、ほとんど無意味な準備をしていることになるのではないか。

改悪臓器移植法後の臓器提供第一例の父親へのインタビュー記事（『中国新聞』二〇一〇年一〇月三日付）によると、当初は「骨折で意識あり」の状態だったが、「手術後に意識がかえらなくなっていた」とのことです。「初めの脳のCTは綺麗だったから、事故で傷ができたわけではない。骨折に伴う脂肪塞栓が脳にまわった」と。いわば合併症による「脳死」のようですが、私の判断では、これはおそらく呼吸不全であって、それならば致死率は三五％以下であるはずです。「脳死」状態になる前になにか手をうてなかったのか、故意の不作為だったのか、その詳細は不明ですが、非常に残念な思いがのこる事例でした。

改悪法後の移植第一例については、ほかにもおおくの問題点を指摘できます。

このドナー男性の法的脳死の判定が終了した後とされる二〇一〇年八月九日夕に厚生労働省で行われた日本臓器移植ネットワークの記者会見をテレビでみました。当然のことに、ドナー家族が提供を承諾した経緯や男性がどのように提供の意思を示していたのかについて質問が集中しましたが、会見した移植ネットの小中節子医療本部長は「把握していない」「確認が必要」とあいまいな回答に終始しました。

ところが、翌十日朝になって、移植ネットは「家族で臓器移植関連のテレビを見ていた際、本人が口頭で臓器の提供意思を示した」とファクスで報道機関に回答したのみで、再度の会見要請にはおうじなかったというのです。今の新聞やテレビは脳死臓器移植推進論が主流を形成しているので、今回の問題の経緯をこれ以上詳細に解明してくれそうにはないのが心残りです。テレビをみていて臓器提供の意思があると家族に話した、という説明はよくできているようにみえて、実のところは稚拙にすぎるのではないか。

改悪法では、本人が提供しない意思を明確化していないかぎり、家族の同意だけで臓器の摘出・移植が可能になるという仕組みになっています。このケースの場合は本人が提供拒否を生前に表示していないので、家族の同意だけで移植が可能になったのですが、それでは強引の印象が際だち、また同意した家族の心理的負担もおもくなるはずです。そこで、テレビ視聴時の話が登場してくるのですが、それを移植ネットが記者会見の翌日、しかもファックスで流すという形になるところがいかにも胡散臭い感じがするわけなのです。もしかすると、記者会見の後、ファックスを流すまでの間に、移植ネットと家族との間でなんらかの打ち合わせがあったのではないか。私の想像でしかありませんが、たんなる下司の勘繰りだけでもありますまい。それでなければ、テレビ視聴の話など、一回目の記者会見で簡単に説明できたはずです。

また、このドナー患者が交通事故で入院してから、脳死判定されるまでの経緯が明らかにされねばなりません。入院したのがいつなのかさえ明らかにされていないのです。また、病院側は脳死を判定する前または後にいかなる治療をしたのか、たとえば日大板橋病院などで脳死（前脳死）状態を回復させる脳低温療法などがおこなわれているが、そういう療法を試みたのかどうか、つまり、この入院患者を救命するための医療をしたのかどうか、そこは絶対に明らかにしなければならないはずです。すでにしるしたように、不作為の放置がなかったとはいえないのですから。

脳死を判定するのは臓器移植が前提になっているからとはいえ、あまりにも手回しがよすぎるのも気になるところです。記者会見は法的脳死判定の直後におこなわれていますが、翌日には全国五病院で早くも移植手術が実施されたわけで、おそらくは脳死判定よりも相当早い時期にレシピエント候補の選択がなされていたはずです。やはり、ここでも医師団と家族の間でどんなやりとりがおこなわれたのか（特に家族が提供を申し出たのか、医師団の教唆によるものかなど）、それも明らかにされねばなりません。ドナーとその家族のプライバシーに逃げ込ませるわけにはいかない問題です。

それにしても、本人意思の家族による代行とは、なんという気味の悪い思想でありましょうか。家族が意思決定できない時には医師団が代行できる、というのが次の段取りでしょう。かくて「みなし末期」が次々に作られるのです。

二〇一〇年の改悪法で可能になった一五歳未満の子どもからの臓器摘出・移植の第一例は、同年四月一二日に日本臓器移植ネットワークによって発表されました。交通事故で脳死状態になっていたとされるこの少年は生前に「臓器提供の承諾」をしてはいませんでした。両親が息子の臓器の提供を承諾したということになっています。くりかえしますが、たとえ親であっても子ども本人の意思を代行することなどできないし、否、むしろ代行してはならないのです。「この子の体が誰かの中に生きているとおもいたい」というステレオタイプは両親の存念であって、少年本人のそれではありません。

また、改悪法では、「虐待を受けた疑いのある十八歳未満の子供は臓器提供の対象にならない」とされているけれども、密室空間でなされる虐待の有無など、希有な事例を除いて他人が認知することなどできるわけがありません。この点だけでも、「本人に承諾なしの臓器提供」を両親など家族の了承だけで可能にする改定法を今後も認めてはならないのです。

移植ネットはあいかわらずドナーおよびその家族のプライバシー保護を楯にして、事態の詳細をまったくあきらかにしません。まず脳死判定がいかなる手続きで実施されたのか、脳死判定の根拠がどう説明されたか、少年の臓器提供を医師たちは両親などにどのようにもちかけたのか、移植ネットはすべて公表していない。それどころか、移植ネットは記者会見の時、記者の質問にたいして、脳死判定医や主治医の所属診療科、病院倫理委員会の委員構成や審議内容まで秘密にしました。透明性はあいかわらずゼロです。おそらくは脳死を判定し移植にもっていくまでの全過程を明らかにできない諸事情があったものと推測せざるをえないのが現状です。

一般に子どもの脳は発達途上にあるので回復可能性もすくなくはないとされており、ゆえに脳死判定はおとなの場合以上にむずかしいとされています。つまり、脳死判定をいそぐよりも、子どもにたいしてどの程度の有効性があるのかは不明だとしても、ともかく脳低温療法などの取り組みによる蘇生への努力をいそぐことが決定的に重要であるはずです。

脳外科医のおおくは「乳幼児の脳死判定はきわめて困難だ」とみとめている現実があります。もちろん乳幼児でも医学的には脳機能の不可逆的喪失の判断は不可能ではないとされていますが、しかし、乳幼児では心停止までの期間がながい傾向もみられるという複雑な様相もありうるので、これまでのところは除外されてきたわけです。しかし、そのような繊細な考え方をしない研究者も実際には存在します。例をあげれば、「厚生科学研究　免疫・アレルギー等研究事業（臓器移植部門）」の「臓器移植の法的事項」を担当する分担研究者だった町野朔・上智大教授は次のような考えを披瀝していました。

「我々がおよそ人間は連帯的存在であることを前提にするなら、次のようにいうことになろう。たとえ死後に臓器を提供する意思を現実に表示していなくとも、我々はそのように行動する本性を有している存在である。いいかえるならば、我々は、死後の臓器提供へと自己決定している存在なのである」と（「小児臓器移植」に向けての法改正――二つの方向」公開シンポ、国際研究交流会館・国際会議場二〇〇〇年二月十八日）。人間は連帯的存在である以上、死後の臓器提供について可否の意思表示をしていても、していなくても、前提的に「死後の臓器提供へと自己決定している存在なのである」という何ともいえない短絡的独断です。こうした発想法からすれば、「子どもの人権」の観点などは問題にもならないばかりか、保護者による子どもへの虐待死がまぎれこんだ場合、それさえもあらかじめおこなわれていた臓器提供の自己決定によるものと即断され、不問にふされる可能性があるといわねばなりません。

この種のペテンともいうべき議論は、さまざまな領域でも展開されます。たとえば、宗教家の領域。真宗教団の内外に、もし親鸞がいまを生きておれば、臓器提供の推進者になったのではないかという議論が存在するという話をききこんだ私はおおいにおどろきました。この話の根拠になっているのは、親鸞の曾孫・覚如が真宗教団内に横行した邪義を批判して著した『改邪抄』十六条だとおもわれます。そこで覚如は親鸞の言葉「某　親鸞　閉眼せば、賀茂河にいれて魚にあたうべし」を引用しています。つまり、私が死んだらその亡骸を賀茂河に捨てて魚に与えよ、と。この文言を「布施としての臓器提供の鏡」としてとらえたものとおもわれます。

しかし、実をいえば、親鸞は上記文言の後に、「これすなわち、この肉身を軽んじて仏法の信心を本とすべきよしをあらわしましますゆえなり。これをもって思うにいよいよ喪葬を一大事とすべきにあらず。最も停止すべし」とのべたと覚如は整然とかきしるしているのです。要するに、親鸞は布施の精神で賀茂河の魚にやると言明したのではなく、死んだ後に葬式で、つまり亡骸を神格化して崇め奉るのではなく、信心を第一とし、仏法に目覚めていくことが大事だと強調しているのです。都合のよいところだけを引用して、臓器移植を正当化するなど、詐欺的言説以外の何物でもなく、親鸞への背信もはなはだしい。むろん、「喪葬を最も停止すべし」というのは、なるほど葬式仏教と化した現代仏教にとってはまことに不都合な言説であることはあります。

ところで、私は、臓器移植法の改悪前に画期的な治療法を確立した長野県立こども病院の記者会見用のブリーフィング・ペーパーを入手しました。きわめて重要な意味のある治療結果が報告されているにもかかわらず、新聞の扱いがきわめて地味なものでしかなかったことに私などは大いなる不満をかんじました。マスメディア総体が一貫して、臓器移植法改定、それも本人の同意がなくても家族の同意があれば移植可能としつつ、同時に年齢制限をとりはずした改悪案（いわゆるA案）の推進に一役かってきた現状のひとつの反映かもしれません。それはともかく、ここではまず、この記者会見の模様を伝える共同通信配信記事を全文引用します。

「長野県立こども病院（同県安曇野市）は三日、心臓移植でしか救命できないケースもある乳幼児の拡張型心筋症の患者に、成人患者に行われているペースメーカー治療を五例実施し、うち四例で退院できるまでに回復する治療効果があったと発表した。同病院では〈日本では認められていない小児の心臓移植を回避できる可能性もある〉としている。同病院が行ったのは、心臓再同期療法と呼ばれる方法で、ペースメーカー＝縦約三・五㎝、横約四㎝、厚さ約一㎝＝を手術で体内に埋め込む。心臓の右心房、右心室、左心室に電気刺激を与えることで、心不全の改善を目指した。同病院は二〇〇四年九月から今年三月、入院時生後二カ月から十三カ月の患者五人に実施。うち男児一人が小学校二年生に通えるまでに回復するなど四人が退院した。一人は感染症などで死亡した。同病院循環器科の安河内聡部長は、〈拡張型心筋症は重症な心不全を起こす病気で、薬で改善しないことが多い。こうした治療法もあることを知ってほしい〉と話した」（二〇〇九年四月三日付『山陽新聞』）。

拡張型心筋症は、心臓を作動させる心筋が伸びるために血液循環機能が低下するタイプの難病です。以前の臓器移植法では十五歳未満のドナーからは臓器提供ができず、これまで乳幼児の治療は強心剤などの薬物療法が主流になっていました。

長野県立こども病院の記者会見用ブリーフィング・ペーパーにもどります。乳児拡張型心筋症に対する新しいペーシング治療（CRT＝心臓再同期療法）は日本でもまだ実施された症例数が少なく、たぶん十例以下と推定される程度で（なにせ乳児十万人に二・六人と発症例が少なく、処置もむずかしい病気ですから）、当然のことに治療経験も僅少の治療法というほかありません。しかし、同病院は「この治療により日本ではまだ小児に認められていない心臓移植を回避することができる可能性もあり、非常に有用な治療法と考えられます」としています。臓器移植推進派への配慮もゆきとどいた相当控え目な叙述になっていますが、一方では仮に法律が改悪されて小児臓器移植が解禁されても「小児・乳幼児心臓移植を回避する」ことが可能である、否、回避すべきだという堂々たる自負が表明されているように私にはよみとれました。もちろん、同病院がいうように、この治療法は循環器科、心臓血管外科、麻酔科、臨床工学科、集中治療科および看護科などを含めたチーム医療がなければ成立しないものですが、この程度のチーム医療なら一応体制のととのった大学病院や総合病院なら、その気にさえなれば、それらのどの医療機関（すくなくとも全国に四十カ所ほどはあるものと私はみています）でも実施可能な治療であるといえるとおもいます。

心臓再同期療法（CRT）は一九九〇年、心房・心室の伝導時間を短縮させる方法のペーシングで心不全が改善されたという外国の報告が最初で、小児での報告の第一例は先天性心疾患の術後の急性期心不全に両心室ペーシングを行ったことの有用性についての外国の報告だったということです。国内での小児心臓再同期療法の第一例は、同病院の安河内聡・循環器科部長らによる二〇〇三年の治療例でした。それ以来、CRTの日本での実施例は推定三〇~四〇例で、そのうち二歳以下の乳幼児の拡張型心筋症へのCRT実施例は既述のように、おおむね十例ほどだということです。この十例ほどのうち五例が長野県立こども病院の安河内部長らの手になるもので全体の八割にあたる四例は心不全がおおいに改善され、自宅に退院できるまでに回復したそうです。残る一例は残念ながら、CRT術後感染症と多臓器不全で救命できなかったということでした。

ブリーフィング・ペーパーに具体的な症例が報告されているので紹介します。拡張型心筋症の女児(生後六カ月)。二〇〇八年十一月、多呼吸・多汗・抹消冷淡のため近所の医師を受診して心拡大と左心室収縮低下を指摘され、左心不全で同病院に紹介。ICUで一時的に心不全が改善され病棟管理となったが、二〇〇九年二月に心不全が再燃したため再度ICUで治療。人口呼吸管理を含めた薬物療法を行ったが、心不全からの改善が不良。同年三月、全麻下で左開胸して左心室ペーシングリードを装着、次に正中切開で右心室ペーシングリードを装着たということです。結局、両心室ペーシングによるCRTを実施した結果、良好な結果をえて自宅に退院できたという喜ばしい事例です。

二〇一〇年五月八日付『朝日新聞』医療面に「人工心臓で長期在宅――臨床段階・移植困難な高齢者に選択肢」と見出しをつけた記事が掲載されました。重症心不全の患者が小型の補助人工心臓を装着して長期間、在宅で生活できるようにする治療がはじまったとして、前年暮れ、七四歳の女性が国内ではじめて埋め込み手術をうけて大阪大学病院を退院した事例を紹介していました。「移植困難な高齢者に選択肢」という見出しをみればわかるように、『朝日』は言外に移植こそ第一適応と前提しているわけで、その点で不十分な記事ですが、そのことは別にして、やはり移植に依存せずにすむ可能性のあるおおいに注目すべき治療法が現実化しつつあることにこそ注目すべきだと私などはうけとめました。

私が毎日新聞（東京）学芸部の医学記者をしていた一九七〇年代中頃、当時、東京大学医用電子研究施設の渥美和彦教授から人工心臓の可能性について取材したことがありました。その時点では、中型トラック一台分くらいに嵩張る人工心臓しか想定できず、実用化には百年ほどもかかるのではないかと素人判断したことをよく記憶していますが、なんとそれからわずか三十年あまりでほぼ実用化の段階にたっしてきたのです。

今回の人工心臓を装着することで病状が回復し退院できる可能性を期待できる患者は数千人にたっすると国立循環器病センターの人工臓器部長は推定しています。仮に装着適応の患者が十人に一人だとして（『朝日』の記事によれば藤田保健衛生大の平光伸也准享受はそのように推計しています）、移植より有効であること、一目瞭然です。脳死予防の脳低温療法と同様、保険適用になっていないことはおおきな問題ですが。

ところで、この国の人びとは実のところ、脳死・臓器移植をどのようにうけとめているのでしょうか。内閣府の二〇〇八年調査によると、臓器移植に「関心がある」と回答した者の割合が約六割、「関心がない」は約四割で、意見の分布状況は二〇〇六年の同種調査とほぼおなじでした。関心をもった理由は、「テレビ・ラジオで話題になっているから」が約七割をしめていました。脳死・臓器移植問題が大多数の人びとにとってはワイドショー的な関心事でしかないことがわかります。

人間の「生と死」を真剣にかんがえたうえでの回答とはとてもいえず、設問それ自体もそうした本質的な思想をふくんではいなかったのです。この状況は、改悪案が国会で審議されていた時に、大多数の議員が居眠りしたり私語をしたりしていただけで、誠実に問題の所在をかんがえることなく付和雷同的に改悪法に賛成票をとうじた状況と見事に符号します。

人びとがワイドショー的関心しかもたないことに乗じて、この調査はきわめて誘導的な設問をおこなっています。この調査は改悪法を制定するために実施したと評価せざるをえないもので、たとえば現状（改悪法成立以前）では一五歳未満の者からの脳死での臓器提供は行われていないので、国内では重い心臓病などの小さい子供への臓器移植が困難な状況にあることについてどう思うか、と設問しているところに国家的意向が如実にしめされています。このような設問の場合、「できるようにすべきだ」が約七割をしめ、「できないのはやむをえない」が約二割という回答分布になることはあらかじめ予測できるところです。絵にかいたような誘導設問です。しかし、それにしても、人びとの意識水準もおおいに問題含みだといわざるをえません。

「世間は、個人からみれば、日本人に特有の一種の準拠集団である」——、社会心理学者・井上忠司さんの言です（『〈世間体〉の論理』日本放送出版協会、七一頁）。準拠集団とは、辞書的にいえば、個人が比較および同調の拠り所とする「有意義な他者」の謂であり、この場合の「他者」は個人ばかりではなく、集団や階層、世代、支配的文化なども想定されます。

「世間」はなかなかに定義しにくい概念ですが、井上さんがいうように、たんなる社会というよりも日本人の日常規範の拠り所というように理解するとすれば、「世間体」はその「世間」に依拠して恥にならぬように行動するための規範的な共同幻想ということになるかとおもわれます。「世間体」は私の差別論研究にとっても時に非常に重要な意味をもつ概念であって、今回は臓器移植の問題をかんがえていて、この概念が深刻な意味合いをおびて私の想念をとらえてはなさなくなりました。

改悪臓器移植法が施行されて二カ月の間に、たてつづけに九件も「家族の同意による臓器提供」がおこなわれました。第一例目では、まるでとってつけたように、ドナーが元気だった頃にテレビをみていて「提供してもいいかな」と言っていたという理由が付されていましたが、九例の過半はもちろん、本人意思はまったくわからないまま家族意思だけで臓器摘出に踏切った事例でした。人間は臓器提供にかぎらず一般に、自分の意思を常に明確化することなど至難というより、むしろ不可能事だと私などはかんがえています。まして家族が本人意思を推測し、その意思を代行できるなどは幻想以外のなにものでもないはずです。家族はどのようにして本人の臓器提供を決めたのか、そのプロセスが正確に開示されることは滅多にありません。

「脳死」を宣告された時の家族の状況は、冷静に臓器提供の可否を考察できるものではないのが一般的でしょう。そこに医師団からのインフォームド・コンセントの慫慂がたちはたらき、仮にその時、医師団から「同じ状態の家族の方はどなたも臓器提供に応じておられますよ」とささやかれた時、家族に去来する思いがどんなものであるか想像にかたくありません。

ここで戯れ言を挿入するのはいささか気がひけますが、あえて。船が沈みそうになって乗客数人が船から離脱する必要が生じた時に、船長は乗客にたいしてどのような台詞をはいて海にとびこませようとするか。アメリカ人にたいしては「とびこめばヒーローになれますよ」、イギリス人にたいしては「とびこめば紳士になれますよ」、イタリア人にたいしては「とびこめば女性にモテますよ」、そして日本人にたいしては「みんなとびこんでいますよ」。

みんなが臓器提供におうじている時、自分の家族だけが拒否した時の「世間」の反応、それをかんがえない家族成員はあまりいないのではないか。「ひとでなし」「鬼のような利己主義者」といった陰口や公然たる非難の言葉につつみこまれるのではないか、そして、それは自分たち家族の「世間体」を傷つけるのではないか、このようにおもいこんでしまう確率は相当にたかいように推察されます。厳密にいえば無実態の「世間の思惑」への過剰同調でしかないのに、それをしないと、どんなサンクションがまっているかしれたものではないと思い込むタイプの恐怖です。

サンクションには制裁と報償の二種類の意味があります。障害者情報誌『そよ風のように街に出よう』編集長の河野秀忠さんの話では、改悪法後、ＪＲ新大阪駅の近くにドナーカード所持者の宿泊代一〇％を割り引くホテルが出現したのだそうです。こちらは報償サンクションに属します。そういえば、私なども自動的に加盟している私学共済の会員証（健康保険証を兼ねる）も二〇一〇年一二月の更新時から、会員証カードに臓器提供の意思を記載する欄が設けられました。「価値なき生命」は「価値ある生命」に奉仕すべきだという優生的な差別主義が、絵に描いたような形で実現されつつあるのです。

Ⅳ 「不治」ではあっても「末期」ではない生命の処遇

親による「障害児殺し」の量刑には暗黙の相場があるようで、これまでのところ、ほとんど例外なく「懲役三年執行猶予五年」の判決で落着してきました。親が障害児を手にかけたとき、おおくの場合、世の同情は殺害された当の障害児にむけられることなく、加害者の親に集中し、裁判所によってもそのようなエトスが追認されるという案配でありました。親が健常児をころした時はどうなるかというと、情状によって量刑に多少の差はあるものの、まず執行猶予がつくことはなく、実刑をうけるのが普通です。

いまもかわらぬ「障害児殺し」への社会と司法のまなざしは、まちがいなく「優生思想の実践」につながるか、あるいはずばり優生実践そのものであるというほかありません。つまり、障害児（者）の生命は健常児（者）のそれより軽微とする生命の相対化が社会意識化されているばかりか、司法の場でも合法化されているわけです。より露骨な言い方をすれば、障害児（者）は「生きるに値しない生命」であるという社会的なエトスが蔓延しているということになります。

同様の優生的まなざしは、呼吸器外し事件においてもおおむね一般化しつつあるようにおもわれます。富山県・射水市民病院で人口呼吸器を外された患者七人が死んだ事件で、富山地検は二〇〇九年一二月二一日、殺人容疑で書類送検されていた二人の医師を不起訴処分にしました。不起訴の理由の骨子は、呼吸器の取り外しと患者死亡との間に因果関係があるとするには疑いが残るというものでした。しかし、患者は呼吸器をはずされたからこそ死亡したのであって、誰がかんがえても因果関係は明白ですから、私はこの不起訴理由に同意することはできません。推察するに、地検は呼吸器を外しても外さなくても患者は早晩死亡したはずだから、呼吸器外しがただちに違法性を構成するものではないと判断したのでしょう。だが、私はこの推論にも反対します。

富山県警が専門医に依頼した鑑定では、患者七人のうち三人は呼吸器をはずさなくても余命二〜三時間、別の三人は一二〜二四時間、他の一人は装着したままなら数日間は生存した可能性があるものの回復不能、という結論だったそうです。私はまずもって、この専門医の鑑定それ自体を信用しません。現代医学は余命を正確に判断できる能力をもっていないからです。あくまでもそれはおおよその勘であって、どこまでもそれは「あたらずともとおからず」のレベルにとどまるものです。

百歩ゆずって、かりに専門医の鑑定が完全にただしいとしても、かくもみじかい余命しかない（とされる）患者の呼吸器を何故にとりはずさねばならないのか、それが問題です。不起訴処分になった元外科部長は記者会見で「呼吸器を外したことは、なんとかして患者のためになれないかと考えて行ったこと」と発言していました（『毎日新聞』二〇〇九年一二月二二日付）。呼吸器外しがどのような点で「患者のため」になるのかについて、元外科部長はふれていないので、なんともいえませんが、これも察するところ、患者がみるにしのびない苦痛にまみれていたから早く楽にさせたかった、といいたかったのではないかと推察されます。

しかし、これまでの新聞報道でもこの患者たちが意識不明状態になっていたことは明白ですから、患者が苦痛にあえいでいたかどうかなど、だれにも判断できるわけがないのです。安楽死・尊厳死の議論においても、その実施の前提において、患者の「みるにしのびない苦痛」の存在がとわれるのですが（ただし、「苦痛」には肉体的なそれの他に、精神的、経済的、社会的なそれもあるのであって、それらが除去されさえすれば患者はあえて死を欲求することがなくなる可能性もたかいので、「苦痛」がただちに安楽死・尊厳死実施の妥当性を担保するものではないとかんがえるべきです）、この場合は苦痛の存否それさえも不明なままに呼吸器外しが実行されてしまっているのです。『毎日』の報道に談話をよせた柏木哲夫・金城学院大学長（緩和医療学）は正当にも「今回は医師が患者をかわいそうにおもった〈慈悲殺〉だ」と、殺人事件としてとらえるべきことを示唆していました。私もおおむね柏木さんの意見に賛成ですが、もうすこし厳密にいえば、医師による〈主観的慈悲殺〉に該当するのではないかという気がします。医師が、わかりもしない患者の苦痛を激烈なものと推断し、「かわいそうだ」とおもえば、何をしてもしなくても違法性が阻却されるという、そんな形で医師の性善説を根拠なく前提にし、実質的に医師に「殺しのライセンス」をあたえることをみとめてよいものかどうか。

ところで、話をもどしますが、呼吸器を外しても外さなくても患者は早晩死亡したはずだから、呼吸器外しがただちに違法性を構成するものではないという司法の判断が九〇年代後半以降通り相場になりつつあることに私などは大変な危機感をおぼえます。射水事件と類似の北海道羽幌病院事件（二〇〇四年二月）、和歌山県立医大付属紀北分院事件（二〇〇六年二月）などはすべて射水事件と同様、不起訴処分になりました。類似の事件で起訴され有罪になるとすれば、神奈川県・川崎協同病院事件（一九九八年一月発生）について最高裁が二〇〇九年十二月七日に決定をだしたようなものにかぎられることになるのではないかとかんがえられます。この事件では主治医が患者の脳波を測定しておらず、回復可能性とか余命とかについてかんがえもしないままに筋弛緩剤を投与して死にいたらしめたことが問題とされ、殺人罪が適用されたのでした。もっとも有罪とはいえ、この場合は懲役一年六月執行猶予三年でしかありませんでしたが。さらにいえば、癌患者にカリウム剤を注射して殺害した神奈川県・東海大病院での横浜地裁判決は殺人罪を適用しつつも懲役二年執行猶予二年という寛大なものでありました（一九九五年三月）。有罪判決とはいえ、実質的には無罪判決にかぎりなくちかいものだったといえます。つまり札幌医大・和田心臓移植事件のような、よほど医師による無軌道な行為が証明されないかぎり、全然医療的な意味のない呼吸器外しという主観的慈悲殺人はこれからも大手をふってまかりとおることになり、司法もほぼその方向を追認する姿勢を鮮明にしつつあるという次第です。

くりかえしますが、患者の死に直結する呼吸器外しには何らの医療的意味もありません。ここでの呼吸器外しは、安楽死・尊厳死法制化をたくらむ勢力（日本尊厳死協会、尊厳死の法制化を考える議員連盟など）が主張する「延命措置の中止および非開始」に確実に連動するものです。そしてこの勢力は、延命措置の中止・非開始の対象として癌、ＡＬＳ＝筋萎縮性側策硬化症、持続的植物状態（この勢力は遷延性意識障害を故意に差別的に「植物状態」とか「植物人間」などとよびならわす）、呼吸不全・心不全・腎不全、高齢者、救急医療にまで拡張しているのです（いうまでもありませんが、そこにあげられたすべての病態はかりに不治であるとしても、かならずしも末期であるわけではありません）。

医療的な意味のない行為を医療とよびならわしつつある現今の医療行政、医療法制、医療経済、医療文化を「反優生」の視点から根本的にといなおす必要があるのではないかと、私としてはあらためて提案したいとおもいます。民主党連立政権が二〇一二年度末までに廃止することをきめた後期高齢者医療制度のなかには、後期高齢者終末期支援相談料もふくまれています。いまはペンディング状態になっていて、やがて廃止されますが、要するに、後期高齢者患者が医者と相談して延命治療の要否などの意向をリビング・ウィルの文書にすると医者に診療報酬（二〇〇点）が支払われる仕掛けです。後期高齢者医療制度全体で高齢者を経済的に半殺しにしたうえで、治療的意味のない「治療の中止・非開始」を正式な医療行為と位置づけることで高齢者に最後のとどめをさすという方向性が鮮明であるというべきです。不治ではあっても末期などではない病者（障害者）や高齢者病者（障害者）への「役立たずは、死ね！」というメッセージが政策化されつつあったのです。

二〇一〇年一〇月二一日のAFP電は、仏ボルドーの私立病院で、「間違いなく臨床的に死亡した」と宣告された女性が十四時間後に何事もなく目覚めていたことがあきらかになり、女性の息子たちが宣告後も人工呼吸器を外すことに反対したのが幸いしたという驚愕すべきニュースをつたえました。

この女性は、癌で入院していたリディ・ペラールさん（六〇歳）。病院関係者によるとペラールさんは、医師が化学療法の準備をしていたところ、突然意識をうしなった。医師は蘇生をこころみ、人工呼吸器を装着。その後、ほかの医師らとも相談した上でペラールさんの息子たちをよびよせ、母親が「臨床的な死を迎えたことはほぼ確定的」だとつげた。だが息子たちは、人工呼吸器を外すことを拒否。ペラールさんは市内の大学病院に搬送され、精密検査がおこなわれた。この検査でペラールさんが脳死ではないことが判明、ペラールさんは十四時間後に意識をとりもどした。死亡宣告をした病院の院長は、「一種の奇跡です」とコメント。医師の診断については、ペラールさんの「蘇生」に成功し「彼女の命を救った」以上、自分たちの行為は「医療ミスではなくコミュニケーション・エラー」だったと表現したとのことです。

それにしても、もしペラールさんの息子さんたちが医師による死亡宣告を真にうけていたら、とおもうとゾッとしないではいられません。呼吸器外しはあきらかに殺人行為というべきであって、このペラールさんのケースもまさしく医師による殺人事件が発生する寸前だったことになります。

また、病院長の台詞も許容の範囲外です。「医療ミスではなくコミュニケーション・エラーだった」とはなんたる言い種でありましょうか。察するところ、「臨床的な死を迎えたことはほぼ確定的」といったのは医師ではなく、患者側が勝手にそのように理解した、と強弁することによって、責任からの逃亡をはかっているにちがいありません。いわゆるインフォームド・コンセントは「よく説明されたうえでの同意」と訳されますが、ここで行き違いがしょうじた時には、医師側はおそらくいつでも「コミュニケーション・エラー」で責任逃れをするのではないかとの疑念がしょうじます。

さらにこのペラールさんのケースは、医師による「不治かつ末期」とか「脳死」とかの診断がいかに曖昧で不正確でいい加減なものかをしめす重要な事例のひとつといってもよろしい。判断できない「脳死」を「脳死」ときめつけ、治療を中止したり治療を開始しなかったりすることが、ほとんど世界の医療界の常識になりつつあるのではないかという懸念がふくらみます。病院長は「一種の奇跡だ」といっていますが、これもゆるせぬ暴言です。あとで受診した大学病院では脳死ではないと診断し、現実にペラールさんは意識回復をしているのですから、たんなるコミュニケーション・エラーや奇跡などではなく、はっきりした誤診なのです。このような脳死にかかわる誤診が実際にはかなり実在するのではあるまいか。脳死の誤診率については諸説があってマチマチですが、脳死判定の実際が闇の中にある以上、それもやむをえないことかもしれません。

また、コミュニケーション・エラーは本件の場合と同様、往々にして、患者側の聞き間違いや患者側の理解力不足などを医師側があげつらう形をとりますが、そうではなく、医師によるインフォメーションの権力的強制性をこそ問題にすべきなのです。その結果としての「同意」は、したがって「させられる同意」であることに私たちはいつも意識的でなければなりません。「支配」はいつでも服従を獲得するチャンスのことを意味すると示唆したM・ウェーバーの言説はこの場合も妥当します。

ところで、誤解をさけるために付言しますが、私は脳死ではないのに呼吸器外しを策動したから問題だといっているのではありません。すでにのべたように、脳が身体の有機的統合性を制御しているなどという明確なエビデンスがだされていない以上、私はそもそも脳死を人の死とみとめることができないのであって、したがって、かりに真実の脳死だということになったとしても、やはり呼吸器外しは殺人にあたると確信します。さらにいえば、脳死者からの臓器摘出手術では、手術にさきだって筋弛緩剤が投与されますが、このことも、摘出医自身が脳死を人の死とみなすことになにほどか躊躇をおぼえていることの逆証ではないかという感想をもちます。

本書の前編ともいうべき拙著『健康幻想の社会学』（批評社、二〇〇八年）において、私はこの国の現今の主要なエトスを「治療国家の殺意」という文言において一般化し、その批判と打倒の方向性について議論を集中したことはすでにしるしたとおりです。この試行が全体として成功したかどうかにはあまり自信もありませんが、意図したところにさほどの誤りがあったともおもってはいません。要するに、全般的な社会の医療化が人間の「生命権」に立脚した尊厳と自立をかなりドラスティックに棄損しつつある現実にどのようにたちむかうべきなのか、この点についていささか主観的な議論を設定しました。

ナチス・ドイツを引き合いにだすと少々フェアではない気もしますが、それでも「治療する国家」が「殺意をもつ国家」であるという事実にはいつも敏感でありたいものだと私はおもっています。この国の場合、小泉政権以降のネオリベラリズム的構造改革路線の医療分野での波及はまちがいなく「役立たずは、早く死ね」というメッセージとして具現してきたといわざるをえません。その端的なあらわれが二〇〇六年六月に成立した医療制度改革関連法でありました。

この法律には、現役なみの所得のある七〇歳以上の医療費の窓口負担を二割から三割にひきあげ、療養病床で長期療養している七〇歳以上の患者の食費・光熱費等を原則的に自己負担にすること（以上は二〇〇六年十月実施）のほか二〇〇八年度からは七〇〜七四歳の医療費の窓口負担を原則二割から三割にひきあげること（これは一時的に凍結されましたが、むろん、解凍される可能性もあれば、さらに改悪される可能性もあります）。さらに七五歳以上を対象とした後期高齢者医療制度を新たに創設することなどがふくまれていました（これもひとまず廃止が決定しています）。統制側は「後期高齢者」を「長寿」とよびかえる姑息な方法をとりましたが、いうまでもなく言葉の厚化粧で冷酷無慈悲な政策を糊塗することなどできるはずもない。

政財界が中心になって医療制度を議論する時の主要なテーマはいつも医療費抑制に集中します。厚労省によると、この国の国民医療費は国民所得の伸びをうわまわるスピードで年々上昇し、現在では約三〇兆円になっていて、このうち高齢者（人口の約一割）にかかわる老人医療費が医療費全体の三分の一をしめるにいたり、このまま推移すれば二〇二五年には人口で二割の高齢者が医療費の過半を費消することになると推計されています。高齢者が増加することは本質的にいえばまことに慶賀にあたいする事態であるはずですが、この国の政財界はそれを歓迎しないばかりか、医療費の抑制を楯に高齢者の増加を医療政策的に抑制しようとしているわけです。

後期高齢者医療制度の趣旨は、当局の説明によると、「後期高齢者の心身の特性におうじた医療サービスの実施」ということになっていますが、実質は高齢者の心身の特性（つまり老化現象）を理由に高齢者の医療を制限するところにその本質があります。結果は明白であって、ことに貧しい高齢者ほど保険料が高額になる仕組みになっており、現に厚労省が二〇〇八年六月に公表した「長寿医療制度創設に伴う保険料額の変化に関する調査」によると、年金収入一七七万円以下では三九％の人が、年金収入一七七万円超〜二九二万円未満では二五％の人が、年金収入二九二万円以上では二二％の人がそれぞれ保険料の上昇を経験したことがしめされたわけで、低所得者層ほど保険料が上昇したことになります。厚労省の調査結果が厚労省の見解を完全にうらぎっているのです。

現状において、保険料をこれ以上ひきあげることは誰の目にも不可能であることはあきらかであり、しかも後期高齢者医療制度を廃止するとなれば、次に政財界が策動することは医療内容の制限か、医療費総額へのシーリングがおこなわれる以外になく、これを是としない高齢者（もちろん、高額所得者にかぎられるでしょうが）は、自費診療にむかうことになりましょう。そういえば、小泉元首相は二〇〇四年時点ですでにアメリカの指示によって混合診療の解禁について言及するにいたっていました。富裕層には耐えられても、大多数のいわゆる後期高齢者は所得格差による被剥奪感と被差別感にせめさいなまれることになるのは必定です。それをも小泉元首相らネオリベラリストは「自業自得の自己責任」と冷笑しつつきりすてる考えのようです。

こうした弱者排除の後期高齢者医療制度のなかの極めつけが、すでにふれた「後期高齢者の心身の特性に応じた医療サービス」としての〈後期高齢者終末期相談支援〉です。二〇〇八年一月、厚労省の中央社会保険医療協議会があきらかにしたもので、簡単にいえば、七五歳以上の「終末期」の患者が医師と相談して、延命治療の要否などの希望を文書などで示す「リビング・ウィル」を作成すると、病院などに診療報酬（点数二〇〇点）が支払われるというおそるべきシステムの導入です。私はこの点について、拙著『健康幻想の社会学』のなかで、「後期高齢者医療制度全体によって後期高齢者を経済的に〈半殺し〉にしたうえでこの後期高齢者終末期支援相談によって〈最後のとどめ〉をさそうというのがこの国の国家意思であることが明らかになりました」とややうわずった調子で描写しましたが（二七頁）、調子はうわずっていたにしても、本質をみあやまった調子はずれではなかったと確信しています。すなわち、後期高齢者への医療制限とは、とどのつまり、後期高齢者をして自らの生命を短縮させることであり、医師や医療機関はその生命短縮の慫慂によりいくばくかの収入増を実現できるばかりか、刑法上の訴追からもまぬかれうるという仕儀です。

この後期高齢者終末期支援相談という名の〈消極的安楽死〉制度の導入にはさすがに世の中の批判が集中したため、二〇〇八年七月からひとまず凍結されることになりましたが、厚労省は年齢制限をはずすというさらなる改悪をほどこしてこれを解凍しようと予定しているので、比較的はやい時期に最悪の状況が現出しないともかぎりません。

二〇〇九年二月二十七日付新聞各紙朝刊によると、日本救急医学会の特別委員会（委員長・有賀徹昭和大教授）が二〇〇七年一〇月につくった終末期医療に関するガイドラインにそって、これまでに「治る見込みがない」と判断された患者数十人の延命治療が中止された可能性のあることが同委員会のアンケーで分かったということです。数十人という数字は曖昧ですが、このガイドラインを実際に適用した医師が六八人に達していたことからの類推です。また、延命治療の中止を検討したことがある医師は九六人にものぼったということです。

このアンケートは全国の救急医二七六四人を対象におこなわれたもので、うち七一五人が回答したということです。非常に気になるのは、約四分の三にあたる医師が回答していない点です。

これら大部分の救急医が延命治療の中止または非開始の検討や実施に参画してこなかったとは常識的にみてありえません。回答した七一五人を母集団とみなすとすれば、延命治療を実施または検討した医師の割合は約二三％にたっするのです。もし仮に同じ分布を全救急医に適用すると、実に六四〇人ほどの救急医が延命治療の中止または非開始の検討や実施に参画してきたことになります。ただし、これは相当に乱暴な推計でしかありません。

救急医療の現場が通常の医療現場における慢性疾患などの一般的な終末期医療の現場とは性質を異にすること、それはいうまでもありません。つまり、ここでいいたいことは、症状が完成したか緩徐に進行している慢性期とことなり、急性期は症状が時間とともに変化するというのが救急医療の現場だということです。要するに、救急医療をかんがえる場合には、救急現場の状況を想定するだけでは不十分なのであって、むしろ、患者が搬送されてくる前、またはその途中、すなわちプレホスピタルの状況こそを問題にすべきだと私などはかんがえるわけです。患者が救急医療の俎上にのるまえの適切な処置によって、転帰・予後がおおきく変化する余地はかなりおおきいのです。特に、心肺停止状態では救急車到着までの間の蘇生処置が転帰におおきく影響し、来院時心肺停止の予後は非常に悪いという話を専門医にきいたことがあります。

救急医が患者の終末期医療について云々するのは十年早いと私などはいいたいとおもいます。救急車にのったまま、病院をたらい回しにされたあげく生命をおとすという悲劇を一日もはやく克服することこそ肝要なのです。さらにいえば、「余命いくばくもない」などと診断する以前の問題として、すべての救急医はたとえば〈脳低温療法〉などの治療法を知っているのかどうか、実施をこころみているのかどうか、なども当然問題にすべきだとおもいます。

救急医療が後期高齢者医療と相対的に無関係の問題であることはいうまでもありませんが、日本救急医学会が上記のようなガイドラインをつくって適用すること(日本医師会や日本学術会議のガイドラインも同様ですが)が醸成する社会的なエトスを無視することはできません。特に最近のガイドラインの傾向として、患者本人の意思を家族が推定できるとする発想法や、家族意思が不明確な場合には医師(団)が家族意思(ひいては患者本人意思)を代行できるとする発想法などがひろがっていますが、家族社会学的な観点からしても到底首肯できるものではありません。また、日本尊厳死協会が〈尊厳死〉の対象に遷延性意識障害(差別的には〈植物状態〉などと命名される)もふくめている点も看過できるものではありません(遷延性意識障害からの回復者はこの国にあってもかなりの数に達しています)。やがては「不治ではあるが末期ではない」多様な人々が、その意思を勝手に忖度されて、合法的に抹殺されていくかもしれません。その時点では高齢者も確実に標的化されるでしょう。伝統的な優生思想が今日的な相貌をそなえて登場してくるのです。

優生思想の今日的実践といえば、環境省による「エコチル調査」を指摘しなければなりません。実をいえば、迂闊にも私は「エコチル調査」なるものの存在をしらず、二〇一一年五月段階になってはじめて、バクバクの会(人口呼吸器をつけた子の親の会)の穏土ちとせさんから電子メールでおしえてもらったという次第です。

「エコチル」というのは、エコロジーとチルドレンとをくみあわせた言葉だということです。その中身は、環境省が日本中で十万組の子どもとその両親を対象に大規模な疫学調査「子どもの健康と環境に関する全国調査」に二〇一一年からとりくむというもので、その調査を「エコチル調査」となづけたということのようです。

そこで環境省のHPをひらいてみると、かなり大規模な調査であることがわかります。二〇一一年時点で母親の胎内にいる胎児が一三歳になるまでフォローアップする、それも十万組が対象になるというのですから、息のながい調査であることも確実です。このエコチル調査全体のおおきな仮説（中心仮説）は、「胎児期から小児期にかけての化学物質曝露をはじめとする環境因子が、妊娠・生殖、先天奇形、精神神経発達、免疫・アレルギー、代謝・内分泌系等に影響をあたえているのではないか」というものだそうです。そして、この中心仮説にもとづくさまざまな仮説をあきらかにするためには、化学物質の曝露以外の要因である交絡因子についてもあわせて検討をおこなう必要があるとし、解明すべき交絡因子としては遺伝要因、社会要因、生活習慣要因等が想定されるとしています（交絡因子とはこの場合、たぶん環境因子変数と身体症状変数に相関する変数のことを意味するとおもいますが、こちらが突出する恐れもあります）。

調査の対象とする環境要因は化学物質の曝露にしぼり、残留性有機汚染物質（ダイオキシン、PCB、有機フッ素化合物、難燃剤等々）、重金属（水銀、鉛、ヒ素、カドミウム等々）、内分泌攪乱物質（ビスフェノールA剤等々）、農薬、VOC（ベンゼン等々）などとし、その他の交絡要因としては①遺伝要因②社会・生活習慣要因（地域＝住所、住居＝種類・築年数・空調等、両親の学歴・職業歴・勤務状況・収入、両親の喫煙・飲酒、食事、家庭環境＝兄弟姉妹数、ペット等、遊び場の環境、学校の環境など）をしらべるのだそうです。

また、健康影響の指標としては①身体発育（出生時体重低下、出生後の身体発育状況等）②先天異常（尿道下裂、停留精巣、口唇・口蓋裂、二分脊椎症、消化管閉鎖症、心室中隔欠損、ダウン症等々）③性分化の異常（性比、性器形成障害、脳の性分化等）④精神神経発達障害（自閉症、LD＝学習障害、ADHD＝注意欠陥多動性障害等々）⑤免疫系の異常（アレルギー、アトピー、喘息等）⑥代謝・内分泌系の異常（耐糖能異常、肥満等）などがあげられており、上記六領域ごとに研究班をたちあげるということです。

国はここまで子どもの健康に気をくばってくれるのかと感涙にむせぶのは自由ですが、ことはさほど単純ではありません。

早い話が、一番最近の環境省のHPをみても、この調査に原発人災にもとづく放射能被曝についての記述が全然ないのです。〈3・11〉前に調査項目をきめたのだから、という言い訳はなりたちません。なぜなら通常運転中の原発もたえず放射能をたれながしているからです。私はこの調査に全面的に反対ですが、かりに調査を強行するのなら、放射能の影響は必須欠くべからざる項目だとおもうのだが、どうでしょうか。

文科省が福島圏内の学校園所の子どもの許容被曝線量を一ミリシーベルトから突然二〇ミリシーベルト（いずれも年間）にひきあげるという、まさに子どもを被験者にしたてた人体実験にふみだしているのに、環境省は何も異議をもうしたてていません。この許容被曝線量は原発推進路線のICRPがおとなを対象に「ギリギリ我慢できる線量」として、しかも無根拠に設定したもので、安全な線量という意味ではまったくない。そもそも放射能に安全を担保する閾値などはありません。かりに子どもが年間二〇ミリシーベルトの線量を被曝したとすればどんな健康問題が生じるか、まったくしれたものではないのです。

　ネットでしらべたところ、二〇一一年二月、東大山上会館で「エコチル調査国際シンポジウム」なるものがひらかれ、一般市民をふくめてさまざまな質疑応答がおこなわれたとのことでした。そこで私の印象にのこった一、二のやりとりを再現しておきます。回答するのはいずれもエコチル調査コアセンター長・佐藤洋教授（東北大）です。

質問「電磁波は小児癌の発癌因子であることはさまざまな文献からも明らか。対象項目に含まれているか」（鎌倉市・主婦）

回答「電磁波の個人的曝露を調査するのは困難であり、調査項目には含まれない」。

質問「シャンプーやボディソープに使用されている界面活性剤がアトピー性皮膚炎を起こす例が多い。調査対象物質に含まれているか」（愛知県・男性）

回答「界面活性剤を科学物質に含むかどうかは別として、予算の関係もあり議論中」。

　放射性物質はおろか、もっとも身近な電磁波や界面活性剤も調べない方針のようです。

　この調査は仮設設定の前段階に、専門家と一般市民から提案仮設を募集したようで、その際、一般市民からも専門家からも健康影響上いちばん多くの不安がよせられたのがアトピーだったということです。アトピーといえば誰もが界面活性剤をおもいうかべるのに、調査項目にふくめるかどうか未定だというのですから、はっきりいって、わけのわからない項目設定です。「予算の関係」というよりは、関連業界からの猛烈な反発があったものと推察されます。放射性物質についても同様の疑いがあります。

このエコチル調査は、いわば健康増進法(二〇〇三年)の環境省的展開とみて、おおむね間違いないのではないか。健康増進法の目玉は健康・栄養調査です。別言すれば、国民「健康」総背番号制の確立であって、このエコチル調査も確実にその路線上に位置づけられましょう。そして、これらの基調にあるのが健康・健常幻想(いうなれば優生思想)であることもほぼ間違いありません。

そこでおもいだすのが、戦前一九四〇年にほぼ抱き合わせ的に相次いで制定された「国民体力法」と「国民優生法」です。当時の統制側は〈異常者〉の人口にしめる比率が増大し、結果として〈健康・健常者〉の比率が減少する事態を〝逆淘汰〟としておそれたがゆえに、これらの法律によって〈健康・健常者〉の出生率上昇と〈異常者〉の出生防止を政策的に実行にうつしたのです。

上記のような発想法はなにも戦前だけにかぎられたものではありません。戦後の一九六〇年代中頃の兵庫県における「不幸な子どもを生まない県民運動」を記憶している人もおおいはずです。全国障害者解放運動連絡会議(全障連)が編者になって一九八二年出版した『障害者解放運動の現在』(現代書館)に私も「戦後の障害者政策と障害者解放運動」と題する論文を寄稿しましたが、その中でこの点について次のようにしるしました。

「兵庫県は一九六六年、衛生部内に〈不幸な子供を生まない対策室〉を設けた。出生前診断、いわゆる羊水検査の実施である。これは周知のように、膣、腹壁を通じて注射針を射しこみ、羊水一〇ccを採取、胎児の染色体異常や代謝障害などを知ろうとするものである。同県では、一九七二年から羊水検査を開始、公的に中止する一九七四年までの間、月に一二、三件の検査を行なってきた。一回二万五千円は県費で補助した。しかし、障害者を中心とする県民の反対運動により、一九七四年一〇月にこの検査は一応とりやめとなった」（三八頁）。

ところで、環境省はエコチル調査の結果によって、リスク管理部局への情報提供をつうじて化学物質規制の審査基準への反映、環境基準の見直し等の波及効果をうたっています。確かに化学物質にしても放射能にしても、人体への脅威はいくら強調してもしすぎるということはありません。しかしながら、この理の当然の化学物質や放射能への恐怖がつねにただしく原発や核兵器、有害化学物質の廃絶への志向を担保するとはかぎりません。時にはあらぬ方向、つまり、ここで問題にしている優生思想を下支えしてしまう危うさの方向に作用する可能性があることには重々の意識化が必要だとおもうのです。

すなわち、化学物質や放射能の危険性を強調することそれ自体には何も問題はないが、その一面的強調がすぎると、かえす刀で障害者や病者を「あってはならない存在」とみなして、きりすてる考え方、すなわち優生思想に直結してしまう恐れがあるのです。私たちは、どこまでも原発や核兵器、それに有害化学物質の反健康性や反人民性を主張しなければなりませんが、その論の正当化のために障害者や病者を引き合いにだしてはならないのです。そうすることは、論者の意図するとしないとにかかわらず、結果的には障害者や病者を「ころす」側にまわってしまうことになりかねないからです。私たちは正統な主張のために世俗的な差別を利用するような妄動をおかしてはなりません。

この問題をかんがえていた私は、唐突ながら浄土教のキーワードのひとつである「横超」をおもいだしました。親鸞は主著『教行信証』（信巻）において、「横超とはすなはち願成就一実円満の真教、真宗これなり。（略）大願清浄の報土には品位階次をいはず、一念須臾のあひだに、すみやかに疾く無上正真道を超証す、ゆえに横超といふなり」と説明しています。つまり、横超というのは弥陀の本願が成就してすべての衆生が平等にさとりをひらく唯一の真実円満の教え（すなわち真宗）であって、本願によって成就された清浄な報土においては、上品上生から下品下生までをふくめて生まれる人の種類や階梯の差はいわないというわけです。このような発想法のなかに優生思想がうまれてくる余地のないこと、実にあきらかではないかと私にはおもえるのです。親鸞がいま在世すればエコチル調査に反対するのではないかと私などはかんがえます。

あれこれの私見を展開してきましたが、本項の締めくくりとして、私はこの際、あらためてこの国の「社会運用原則の変更」が必要ではないかと主張したいとおもいます。

小泉ネオリベラリズム路線の一つの結節点だった福祉領域の切り捨てが民主党政権になって一旦ある程度まで見直される可能性がでたことに私も一定注目しました。見直しが具体的な実を結果するかどうか、はなはだあやしくなりつつありますが、当初の方向そのものはある程度まで評価できるのではないかとおもいました。

たとえば、「役立たずは、さっさと死ね」という絶望的に明快な意思を具現した「後期高齢者医療制度」を二〇一二年度末に廃止して、翌年から新制度（内容はまだはっきりしませんが）にきりかえる方針をしめしたこともひとまず評価に値します。そもそもこの制度の狙いは、高齢者医療費の増大に歯止めをかけようとする論理的な無理をふくんでいました。人口の高齢化現象は少子化という別次元の問題をふくんでいるとしても、一人ひとりの高齢化は原則として祝福すべき事態であって、その際、高齢化にともなう医療費の増大は不可避的というか、むしろ当然の状況としてうけいれなければならないのです。

ところが、後期高齢者医療制度は膨らむ医療費を高齢者自身に負担させる形で帳尻をあわせようとするものですから、破綻するのは当然です。平均月額六二〇〇円の保険料負担と医療費の原則一割負担を課すことが何を狙ってのものだったかといえば、要するに、高齢者への「受診の自己規制」の徹底でした。人間（に限りませんが）トシをとれば、各種疾病への罹患率は法則的に上昇し、必然的に医療費は増加します。しかし、この制度は、医療費がふくらめば自己負担も増大するというシステムを明確化することで高齢者の病院通いを抑制しようとするものです。病にくるしむ高齢者を経済的にしめあげることをつうじて、結果としての早死を招来するというまことに血も涙もない制度です。

すでにのべたように、後期高齢者終末期支援料が診療報酬体系に組み込まれたことは実に象徴的でありました（さすがにこれは制度発足以降今日までペンディングにされています）。対象が病弱・障害高齢者であれば、「殺し」を公費で推奨するという異様な制度ですが、これが小泉ネオリベラリズムの本質的な人間観・経済観であったといえましょう。実をいえば、病者の受診を妨害することによって医療費の増大を抑制しようとするこの国の方針は高齢者にかぎらず、ひろく慢性疾患の患者においても実現されてしまっているのです。医療費の高さゆえに癌や糖尿病などの治療の中止を考えたことのある患者が実に四割にもたっするという事実が東大医科学研究所の調査でわかったということです（『毎日新聞』二〇一〇年二月二八日付）。

もちろん、昨今の景気悪化にともなう収入源も影響しているでしょうが、東大医科研の調査では、やはり予想どおり、年齢や所得におうじて治療費の支払いを抑制する国の高額療養費制度の自己負担上限額がひきあげられたことが決定的に問題であったことがあきらかになりました。この制度ができた一九七三年の自己負担上限額は月額三万円でしたが、いまは七〇歳未満の一般所得者の場合、最低でも四万四千四百円。収入はこの間さがりつづけ、医療費自体は五年前の調査時と同様三十万円と変化なかったのに、世帯総所得の平均は四百三十万円で五年前より二十万円減少していたということです。この金額は世帯成員一人の所得ではなく、世帯総員のそれであって、そうした平均世帯で無理なく負担できる金額として回答されていたのが月額一万円だったというのも首肯できるところです。

ところで、障害者自立支援法の「違憲訴訟」が全国十四地裁ですべて和解によって終結しました。応益負担が憲法における生存権を棄損するものであるという障害者の主張がおおむねとおり、国が早急に応益負担を廃止して、二〇一二年度末までに新たな制度をつくることで和解にいたったということです。

障害者が福祉サービスを利用すると原則一割の自己負担が課される仕組みで、障害が重度であったり重複していたりすると、必然的に福祉サービスの利用がふえるので、それにつれて自己負担もおおきくなるというわけです。自立支援法が「自滅支援法」と揶揄されてきた由縁です。この応益負担を廃止して新制度を考案するという民主党政権の方針を私などは一応ＯＫとみるものです、ただし新制度がいかなるものかについては、後期高齢者医療制度の代替物がどんなものになるかと同様、十分に監視しつづけねばなりませんが。

この和解について『毎日新聞』社説は、「負担がなければそれでいいのか。医療も介護も一～三割の自己負担はある。コスト意識や権利意識を利用者がもち、納税者の納得感を考えれば負担自体を否定すべきではないのではないか」と主張しました。たしかに、生活保護以下の障害年金しかない人がおおいこととか、障害者の労働が保障されていないこととか、福祉施設での授産活動での低工賃のことなどをかんがえると、自己負担以外にも問題化すべきことが山積状態であることがわかります。しかし、自己負担の問題とそれらの問題とをきりはなしたり、対置させたりしてとらえる『毎日』社説の認識は少々ズレているのではないかと私はおもいます。

そのズレの最大の起点は、実は障害者自立支援法の問題を自己負担の可否に焦点化してしまうことにあるのではないか、そういう感じが私にはします。もちろん、お金の問題は重要だが、障害者自立支援法の最大の問題は障害者観もしくはその自立観そのものにあったのではないか。同法のいう「自立」とは、まさにネオリベラリズム流の「自己責任」論、そして、それにリンクする優生思想として結像するようなタイプの自立だったのではないか。

自立を、自立支援法は治療・訓練・教育によって障害を克服する過程・状態としてとらえていたといわねばなりません。いわば発達保障論の法律版です。そうではなく、障害を自分の特性としてうけいれて、ある意味では周囲におおいに迷惑をかけて生きていくことを自分の意志力で選択すること、それを私などは自立という言葉のイメージとしてうけとめます。そのような自立は従来の自立支援法には寸毫も含意されていなかったというほかありません。

民主党政権は鳩山首相時代、「障がい者制度改革推進本部」を、首相を本部長にして設置し、自立支援法以後のあらたな方式について方針をさだめることにしました。障害者当事者（どのようなタイプの障害者当事者なのかよくわかりませんが）が委員の過半数をしめる推進本部には一定の期待をもてるようにもおもわれました。

私は民主党を支持するものではありませんが、選挙前のマニフェストの内容、政権獲得後にうちだした政策のいくつかについては大いに注目してきました。単なるスーガンかもしれませんが、「コンクリートから人へ」は本来的に政策の基本的なシフトを意味するものとうけとめ、私は注目してきました。とはいえ、民主党は旧自民党タカ派から旧社会党までをふくみ、それぞれがそれなりの閣僚ポストを占有している寄り合い所帯ですから、それぞれの政策がすんなりとスムーズに展開されるはずがないともみていましたが。

ここでのべてきた後期高齢者医療制度の廃止と新制度の模索、あるいは障害者自立支援法の廃止と新制度の模索は、とえあえず「コンクリートから人へ」のスローガンの具現化として評価しておきたいとおもいます。具体的にはまだ何もうごいてはいないのですから、今後、どうなるかもわかりませんし、第一、今の民主党政権がいつまで継続するかも見当がつきません。「コンクリートから人へ」は、どうしてもあらたな財源を必要とするわけで、その面で頓挫してしまう確率は相当たかいようにおもわれます。問題があきらかに財源論に集約されていくこと、これはまちがいありません。

その意味で私は当初、いわゆる「事業仕分け」なるものにほんのわずか注目しました。だが、それはたんなるパフォーマンスに終始してしまいました。早い話が防衛予算などはほとんど無傷ですし、対米おもいやり予算は議論の俎上にもあがることがなかった。この国が持続的に成立していくには、何が必須の課題であるのか、その原点的な発想が民主党にないかぎり（実際、ないのですが）、このようなタイプの事業仕分けは根本問題の解決につながりません。

高齢者、障害者、病者、女性、子どもを焦点化した「国づくり」に全面的に転換する発想にたたないかぎり、財源の隘路を克服することなどできるわけもない。国家の存在根拠を何にもとめるのか、その議論こそが決定的に必要なのに、これにふれる議論がほとんどでてこないのは実に不思議です。私の短絡的な考えをいえば、やはり社会民主主義的な福祉原則をベースにおいた国家の運営原理をあらたにつくりださないかぎり、この国の行く先はみえてしまっているのではないか。

「事業仕分け」とは次元がちがいますが、法人税の増税など、絶対にさけてとおってはならないのです。好況時の社内留保は十分にあるのに、不況になるとリストラで留保分の取り崩しもしないで無傷だった巨大資本に手をつけずに、消費税増税などまったく論外であるというほかありません。

V　おわりに

北海道新聞の宇佐美裕次記者から現今の医療のトレンドについて一問一答形式で議論して紙面

化したいとのリクエストがあり、私はその要請に応じました。結果は一般記事として掲載されましたが、記事化の前段としておこなった宇佐美記者と私の一問一答状況をここに再現して、本稿をとじたいとおもいます。

質問　なぜ国家が国民に健康をおしつけるのか。

八木　国家としては、基本的には医療費の削減を眼目にすえています、高齢化は必然的に医療費増をともないますから。厚労省の推計では、二〇二五年には人口で二割の高齢者が医療費の過半を費消することになっています。医療をふくむ社会保障の拡充という国家の運営原理へシフトしないかぎり、医療費抑制政策は今後、強化されることはあっても緩和されることはないとおもわれ、したがって国家による健康強制は今後も強化されるものと推察されます。この文脈において脳死・臓器移植問題、安楽死・尊厳死問題等をかんがえる必要があります。後期高齢者医療制度も同様です。小泉改革以来のネオリベラリズムのホンネが、「役立たずは死ね」というメッセージに凝縮されるものであったことも考慮すべきです。

もうひとつは、国家による健康強制が、社会統制の重要な手段になっているという事実です。この場合の社会統制とは、国民（市民）の自発的服従を獲得する装置として作動するものです。健康は万人の共同幻想的な願望でありますから、健康を相対化したり、まして否定したりする人はほとんどいないのは自明でさえあります。強制が強制とみえない、そこが国家の狙い目なのです。その点で注目すべきは、かつての「成人病」から「生活習慣病」に病名が変更されたことです。この変更が、病気の「自己責任」論を正当化する論理として闊歩している現実にも注目が必要です。「自発的服従」に人々をいざなうイデオロギーとしての「自己責任」論を問題にしてください。

質問　健康増進法の制定は健康維持の義務化ととらえていいのか。

八木　そうとらえていいとおもいます。健康増進法の第二条には「国民は、健康な生活習慣の重要性に対する関心と理解を深め、生涯にわたって自らの健康状態を自覚するとともに健康の増進につとめなければならない」とあります。みてのとおり、完全な「義務条項」です（罰則規定こそありませんが）。

ご承知のとおり、憲法二五条一項は「すべて国民は、健康で文化的な最低限度の生活を営む権利を有する」と規定しています。憲法では、健康は「権利」ですが、健康増進法では「義務」にすりかえられたことがわかります。

この法律の根本的な瑕疵は、法文の中に健康の定義がないことです。定義なきものを増進せよというのは、形式論理学的にもおかしい。しかし、実をいいますと、健康を定義することなど絶対に不可能なのです。有名なＷＨＯの定義にしてからが、現実にはありえない全面的に良好なウエル・ビーイングを説明しているだけで、定義たりうるものではありません。

そもそも健康に到達すべき具体的目標などないのです。したがって、人々の健康願望は空洞化せざるをえません。健康が定義不能の空洞現象だとすれば、別の定義の方法が必要になります。それは、健康を異常や病気の残余概念としてとらえるやり方です。正常や健康をまもるには、異常・病気を析出して排除していくという社会的・政治的医原病づくりの方向です。

健康増進法で想起されるのは、かつて一九四〇年に抱き合わせの形で成立した国民優生法と国民体力法です。国民を軍事・産業上の人的資源として選別し、優れた兵士、優れた労働力を確保することを目的にした法律でしたが、その裏には、目的に適さないものをきりすてるという冷酷な優生主義的実践がありました。ヒトラー『わが闘争』には「自分の身体を処理することが、各個人だけに関する事柄であるかのような観念を取り除かねばならない。後世を犠牲にして、そして、それとともに人種を犠牲にして罪を犯すような自由は決して存在しないのである」とありましたが、健康増進法のエトスに酷似しているようにもおもわれます。

質問　喫煙・メタボリック症候群の抑制について国の口出しをどうおもうか。

八木　「逸脱の医療化」という概念でとらえることができるでしょう。社会がきめた規範的な行動への違反者とおぼしき存在にたいして、医学的なレイベリング（レッテル貼り）がおこなわれる事態を医療社会学では「逸脱の医療化」とよんでいます。逸脱の医療化の中で、医療専門家は逸脱現象を排除する社会統制のエージェントとしての権能を獲得していくのです。かくて二〇世紀以降、精神疾患、慢性的飲酒、薬物依存、同性愛、肥満、怠惰、犯罪などが医療化されていきました。

逸脱の医療化はおおむね「社会問題の個人化」とリンクしています。社会問題は原則的に社会構造からの派生物ですが、それを個人の中に位置づけ、すでにのべたように自己責任の範疇で処理しようとするものです。

喫煙についてはあとでのべますが、メタボにおける腹囲の基準値は、実をいえば、日本人成人の平均値なのです。つまり、日本人成人の半分が自動的に「異常」とカウントされるという、実に奇態な数値です。厚労省研究班は二〇一〇年二月九日、「これまでのメタボ基準には根拠がまったくなかった」とする最終報告を発表しました。腹囲を五㎝刻みでグループ分けして年齢階層ごとに追跡調査をしたのですが、どの腹囲のグループからもハイリスク・グループを析出することができなかったというのです。

私は個人的に、過去四十年の体重と平均寿命との関係を国民健康・栄養調査を基にみてみたのですが、日本人の平均寿命の伸びと体重の増加は実によく正比例していました。平均寿命の延びには多様な要因があるにしても、体重がふえれば短命になるということだけは簡単にはいえないことがわかりました。

質問　タバコの害について、疫学的な根拠しかないといわれるが、どうおもうか。また、タバコの害について、あるか、ないか、灰色か。

八木　タバコの害はなくはないとおもいます。珈琲も多飲すれば動脈硬化や心筋梗塞を促進する可能性があるとする知見もあります。このレベルでかんがえればいいのではないかとおもいます。タバコといえば肺癌との相関性や因果性が問題になります。この三〇年間で喫煙する日本人男性は三割も減りましたが、肺癌死は三倍以上になったという事実をどうみるか。しかも、その間、タバコのニコチンもタールも昔よりはるかにライトなものになっています。疫学的にいえば、タバコ由来ではない肺癌が激増しているととらえる以外にありません。また、病理学的には従来、喫煙と関係のある癌として扁平上皮癌がしられていましたが、現今の肺癌の激増は、喫煙由来の扁平上皮癌ではなく、喫煙とあまり関係のない腺癌の増加によって特徴づけられているようなのです（国立がんセンター中央病院呼吸器外科医長の浅村尚生氏などはこの説です）。腺癌が何故に増加しているのか、その点についての研究はなぜかあまり進捗しているようにはおもえません。私などは個人的にアスベストや大気汚染をうたがっていますが、むろん、よくはわかりません。

質問　受動喫煙をふせぐなら分煙でいいではないか、なぜ公共施設の完全禁煙化が必要なのか。

八木　私も分煙派であって、分煙で十分だとかんがえます。また、現実に煙をいやがる人々のためにも分煙は絶対に必要であるとおもいます。喫煙は分煙が可能な程度に依存度がひくいのですから、分煙に反対する喫煙者はさほどいないとおもいます。完全禁煙ではなく、完全分煙が妥当ではないかとおもいます。かつて喫茶店も映画館もレストランもタバコの煙で充満している状態でしたが、あの頃の方が肺癌の発症率も死亡率もひくかったのは、単に人口の高齢化現象だけでは説明がつかないことだともおもいます。

現今の状況を古谷野敦氏は「禁煙ファシズム」と命名しました。それが妥当かどうかはともかく、喫煙者および喫煙行動をスケープゴートに設定し、それに集中砲火をあびせることによって、ある種の国民統合がはかられているという気がしてなりません。

質問　国の健康増進政策を国民がうけいれているとおもうか。うけいれているとしたらなぜか。そのような状況をどうかんがえるか。

八木　積極的か消極的かはともかく、一応うけいれているとおもいます。なにせことは自分の健康にかかわることがらですから。でなければ受診者の九〇％以上が「異常」と判定される人間ドックに足をむけるわけがありません。

やはり、問題は「生活習慣病」イデオロギーです。なにごとも自己責任とされるのだとすれば、義務違反者のレイベリングをさけるために、消極的にせよ国家の健康強制をうけいれねばならないとかんがえたとしても不思議はありません。

M・フーコーの『監獄の誕生』におけるパノプチコンのように、この世の中にはさまざまな自発的服従をつくりあげる装置があって、医療も医学もその一環を形成しています。日常的な問題でいえば、医者と患者の非対称的な関係などもかんがえねばなりません。

質問　端的にいって健康増進法の狙いは医療費抑制なのか。また、国の健康増進策について、医療費をへらせるのならいいじゃないか、という意見について。

八木　すでにのべたように、医療費抑制の狙いはおおきいとおもいます。しかし、この狙いは成功しません。喫煙にしてもメタボにしても、それらの医療化は論理必然的に医療費増につながるからです。血圧でもコレステロールでも基準値が少し引き下げられれば「非正常者」はたちまち数十万人から数百万人の単位でふえるのですから、製薬産業をはじめとするヘルスケア産業は大喜びすることになります。メタボ関連産業の市場規模は七兆五千億円にたっするという説もあります。健康強制は医療費抑制を口実にしつつ、医・薬・官が笑う方向性をもつものと思います。

健康増進法の狙いはそればかりではありません。やはり優生思想の定着がはかられているものとみなさねばなりません。少子高齢化社会において、優勝劣敗をややソフィスティケートする形で具現するものとかんがえねばなりません。

あとがき

本書の副書名「薬あればとて、毒をこのむべからず」は、親鸞面授の弟子・唯円による親鸞の聞書き集とされている『歎異抄』（第十三条）から拝借しました。どのような毒にも著効をあらわす毒消し薬があるのだから安心しておおいに毒をたのしむべし、とかんがえるのは心得ちがいであるという意味です。同趣旨の文章は親鸞八十歳の時の『消息』に、「薬あり毒を好めと候ふらんことは、あるべくも候はずとぞおぼえ候ふ」とあり、唯円はただしく師・親鸞の思想を再現していたことがわかります。この『消息』の文章は、いわゆる造悪無礙の異端をいましめた文意でなりたっています。いかなる悪事をはたらいても浄土往生の障りにはならない、というのが造悪無礙です。「善人なほもて往生をとぐ。いはんや悪人をや」（『歎異抄』第三条）と、親鸞は他力をたのむ悪人を往生の正因・正機だとしているほどだから、悪事をかさねればかさねるほどに弥陀の本願にかなうがゆえにすくいあげられるのだとする異説が関東の弟子たちの間でかなり流布した時に、その異説をただすために書いたのがこの『消息』です。故意的な悪と、人間にとって本質的な煩悩とを混同したところに造悪無礙の異端たる所以があるという次第です。

ひるがえって私たち自身を内省してみるに、私たちはいかにおおくの「薬あればとて、毒をこのむ」生活をくりかえしてきたことでありましょうか。

私は本書において、手をかえ品をかえて「優生思想」への批判を展開しました。現代における優生思想の具現事象として、おもに安楽死・尊厳死法制化策動と脳死・臓器移植の進行をとりあげ、それらへの徹底的な言及をこころみました。苦痛からときはなたれた安楽な死という薬があるのだから、自殺幇助や嘱託殺人などの毒は甘受ないし享受すべきであるとか、臓器移植による救命という薬をおもえば、脳死を「人の死」ときめつける毒をさけるべきではない等々の造悪無礙がいまや大手をふってまかりとおっている、その状況が私には我慢ならないのです。

臓器移植にかかわる造悪無礙の典型的というべき事例が、この「あとがき」を執筆しているさなか(二〇一一年六月二三日)に発覚しました。救命のための臓器という薬を手にいれるには、臓器売買ビジネスなどの毒はおおいに喰らうべしとばかりに、医師と暴力団組員とが養子縁組をよそおってレシピエントとドナーになり、日本移植学会の抜け穴ばかりの倫理指針をすりぬけたというケースです。

臓器ビジネスが暴力団のあらたな資金源になりつつあります。「善意のいのちリレー」などと美談仕立てでかたられる傾向のある移植医療ですが、ことに生体移植は今後、金力と暴力をベースにした完全な商行為になる可能性があります。その時点において臓器の「ヒトモノ」化(人体の部品化)の文化が完全に定着することになるのです。同時にそれは、人間をモノ(部品)集合体とみなす人間観の成立をも意味します。

この国では現在のところ、臓器売買は一応違法であり、今回のケースも臓器移植法（臓器売買の禁止）違反で警視庁に摘発されましたが、いつまでも臓器売買違法の制度が堅持されるかどうかはわかりません。高齢化は今後もすすむと予想され、それにともなって当然のことに慢性腎不全の患者も増加しますが、死体腎のドナーの増加がみられない以上、人工透析をのぞまない（または透析からの離脱をほっする）患者は生体腎移植に活路をみいだそうとするはずです。

日本移植学会の倫理指針は生体移植のドナーについて「6親等内の血族か、配偶者と3親等内の姻族」としているものの、その審査は移植治療をおこなう医療機関にまかされているので、実質的には医療機関のサジ加減ひとつでどうにでもなるのです。いかがわしい養子縁組であっても、書類さえととのっていれば、医療機関は収入増のために躊躇なく移植にふみきるにちがいありません。あやしい医療機関としては今回のケースにも登場した宇和島徳洲会病院（ここでは二〇〇六年にも腎臓売買による生体腎移植を実施した）が突出して有名ですが、水面下に沈潜している医療機関はほかにもあるのではないか、と私はみています。

私のみるところ、やがて臓器売買の違法性が阻却される時がくる可能性があります。透析の総医療費が年間五〇〇～六〇〇万円であるのにたいし、移植（死体でも生体でも）は最初の年が四〇〇万円、二年目には一五〇万円ですから、医療費削減の国家意思がどちらを選択し、どちらの選択を患者に期待するかは明らかでありましょう。

今回の事件では暴力団が介在して、あやしげな養子縁組を捏造して移植にこぎつけようとしましたが、もし、臓器売買が違法でなくなれば、今後、臓器提供者として子どもを売る親、親を売る子どもなどが登場しないともいいきれません。移植医療の造悪無礙はここにおいてきわまるといってもいいでしょう。

原発問題にしても、またしかり、であります。私たち（否、この場合は、私、というべきでしょうか）は、四半世紀前のチェルノブイリ以降、「原発につける薬はない」ことをうすうす、または相当はっきりと認識しながら、毒を喰らいつづけてきたのです。この場合の薬とは、電力を無尽に使用する安楽なその日暮らしの享受ということになりましょうか。原発が「毒饅頭」であることをようやく誰もが認識できたのは〈3・11〉に遭遇してしまったからです。

「健康幻想」もまた、毒を薬と錯誤させる現象です。なるほど「健康」は万人が希求してやまない理想ですが、しかし、「健康」には実態がありません。どこまで追求しても、それは実態のない空洞です。せいぜいのところ、「健康」は病気・病弱・障害の残余概念として定義できるにすぎません。にもかかわらず、「健康」は至上価値の位置づけの中にあって、病気・病弱・障害を疎外しつづけるのです。禁煙強制、メタボ脅迫、生活習慣病など、いずれも医学的真実とかけはなれたイデオロギーにしかすぎないのに、人々はきわめて従順に治療国家の動向（それは殺意をふくむ場合もある）に同調しているのです。

本書は『健康幻想の社会学——社会の医療化と生命権』（二〇〇八年、批評社）の続編です。前著と多少は重複する論考がありますし、本書の各論考の中にもすこし重複するところもあるのですが、そのこともふくめて前著以降の私の思考の発展変化を世にといたいとかんがえました。以下に各論の初出をしめしておきます。

＊

序　章　原発人災から親鸞を想い、優生批判にいたる
（書きおろし）

第一章　消える〈老人〉・消される〈老人〉——「死なせる医療」とアウトサイダー
（『社会臨床雑誌』第一八巻第三号、二〇一一年二月、日本社会臨床学会）

第二章　老いの可能性とエイジズム——「社会問題としての高齢化社会」論批判
（『人権教育研究』第一九号、二〇一一年三月、花園大学人権教育研究センター）

第三章　逸脱の医療化と医療の逸脱化
（『人権教育研究』第一八号、二〇一〇年三月、花園大学人権教育研究センター）

第四章　当事者概念をこえて
（書きおろし）

第五章　「もつこと」と「あること」——〈いのち〉を考える
（書きおろし）

第六章　医療的「知足安分」主義と優生思想
（書きおろし）

＊

今回もまた批評社のお世話になりました。私の最初の著書『差別糺弾――その思想と歴史』（一九七六年）をだしていただいて以来、実に三十五年の長きにわたってお付き合いくださったことになります。批評社からは本書で十七冊目の出版、私の全著書の二分の一ちかくの版元になっていただきました。まことに運命的な僥倖をかんじないではいられません。ここにあらためて批評社とそのスタッフの方々にふかく感謝もうしあげます。

二〇一一年六月

親鸞示寂の地に近い京都・三条柳馬場の自宅勉強部屋にて

八木晃介

著者紹介
八木晃介（やぎ・こうすけ）

1944年、京都市に生まれる。大阪市立大学文学部（社会学専攻）卒。毎日新聞記者（千葉支局、東京・大阪両本社学芸部）を経て、花園大学文学部教授・同学人権教育研究センター所長。現在、花園大学名誉教授・同学人権教育研究センター名誉研究員。
著書として、『生老病死と健康幻想』『親鸞 往還廻向論の社会学』『右傾化する民意と情報操作』『差別論研究』『健康幻想の社会学』『〈差別と人間〉を考える』『〈癒し〉としての差別』『排除と包摂の社会学的研究』『部落差別のソシオロジー』『差別表現の社会学』『部落差別論』『「生きるための解放」論』『差別意識の社会学』『現代差別イデオロギー批判』『差別の意識構造』ほか多数。

優生思想と健康幻想
薬あればとて、毒をこのむべからず

2011年7月25日　初版第1刷発行
2016年9月10日　新装版第1刷発行

著者　八木晃介

発行所　批評社
〒113-0033 東京都文京区本郷1-28-36 鳳明ビル102A
Tel　03-3813-6344
Fax　03-3813-8990
振替　00180-2-84363
e-mail　book@hihyosya.co.jp
http://hihyosya.co.jp

組版　字打屋
印刷・製本　モリモト印刷㈱

ISBN978-4-8265-0543-7 C3036